C.H.BECK ■ WISSEN

in der Beck'schen Reihe

Die Parkinsonsche Krankheit, im Deutschen auch als *Schüttellähmung* bezeichnet und 1817 erstmals von dem englischen Arzt James Parkinson beschrieben, ist eine langsam fortschreitende Erkrankung bestimmter Gehirngebiete, die an der Kontrolle unserer willkürlichen und unwillkürlichen Bewegungen beteiligt sind. Die Symptome dieser Erkrankung beeinflussen stets die gesamte Persönlichkeit des Patienten mit den entsprechenden Auswirkungen auf sein familiäres und soziales Umfeld.

Dieses Buch beschreibt Ursachen und Verlauf der Parkinsonschen Erkrankung, erläutert die wichtigsten Untersuchungs- und Behandlungsschritte und gibt wichtige Hinweise für den Patienten selbst wie auch für seine Angehörigen.

Gerd A. Fuchs, Facharzt für Neurologie, Psychiatrie und Psychotherapie, ist Chefarzt der Parkinson-Klinik Wolfach.

Gerd A. Fuchs

DIE PARKINSONSCHE KRANKHEIT

Ursachen und Behandlungsformen

unter Mitarbeit von
David Emmans und Martin Faller

Zur Erinnerung an den
Aufenthalt in der
Parkinsonklinik Wolfach
im August 2011

Verlag C. H. Beck

Mit 5 Abbildungen und 13 Tabellen

Die Deutsche Bibliothek – CIP-Einheitsaufnahme

Fuchs, Gerd A.:
Die Parkinsonsche Krankheit :
Ursachen und Behandlungsformen / Gerd A. Fuchs.
Unter Mitarbeit von David Emmans und Martin Faller. –
Orig.-Ausg. – München: Beck, 2002
(C. H.Beck Wissen in der Beck'schen Reihe ; 2301)
ISBN 3 406 48001 2

Originalausgabe
Verlag C. H. Beck oHG, München 2002
Satz: Fotosatz Amann, Aichstetten
Druck und Bindung: Druckerei C. H. Beck, Nördlingen
Umschlagentwurf: Uwe Göbel, München
Printed in Germany
ISBN 3 406 48001 2

www.beck.de

Inhalt

I. Einleitung

Die Parkinsonsche Krankheit, auch als *Morbus Parkinson* (lat.: Morbus = Krankheit) oder auch *idiopathisches Parkinson-Syndrom* (idiopathisch = ohne erkennbare Ursache entstanden) bezeichnet, ist eine Erkrankung, bei der in einem umschriebenen Kerngebiet unseres Mittelhirns Nervenzellen (Neurone), die den Botenstoff (Neurotransmitter) Dopamin herstellen, langsam zugrunde gehen. Dies betrifft insbesondere die Nervenzellen der sogenannten *Substantia nigra* (schwarze Substanz). Als Folge dieses Neuronenuntergangs kommt es zu dem charakteristischen Krankheitsbild mit Bewegungsstörungen, psychischen Auffälligkeiten und auch zu vegetativen Begleitsymptomen. Diese Symptome tangieren stets die gesamte Persönlichkeit des Patienten und lösen entsprechend vielfältige Interaktionen im familiären und sozialen Umfeld aus. Obwohl die Parkinsonerkrankung zu den häufigsten neurologischen Störungen zählt, sind die Diagnosestellung und die Abgrenzung gegenüber verwandten Erkrankungen oft schwierig, da die Diagnose noch immer klinisch, d. h. durch die Anamnese und die differenzierte exakte neurologisch-psychiatrische Untersuchung, gestellt wird. Laborparameter, neurophysiologische Zusatzuntersuchungen oder bildgebende Verfahren (wie Computer- oder Kernspintomographie) können nur helfen, die Diagnose zu sichern.

Die diagnostische Abgrenzung wird zusätzlich dadurch erschwert, daß es eine ganze Reihe neurologischer Bewegungsstörungen gibt, die eine parkinsonähnliche Symptomatik aufweisen, aber auf ganz unterschiedliche Ursachen zurückzuführen sind (atypisches Parkinson-Syndrom, Parkinson-Syndrom bei Systemerkrankungen).

Erste medikamentöse Behandlungsversuche des klassischen Morbus Parkinson gehen bis ins letzte Jahrhundert zurück. Die Ära der modernen Parkinson-Therapie begann allerdings erst

1960, als H. Ehringer und O. Hornykiewicz entdeckten, daß dieser Erkrankung eine Störung verschiedener Überträgerstoffe in unserem Zentralnervensystem, insbesondere ein Mangel des Botenstoffes Dopamin, zugrunde liegt. Seither findet die Erforschung des Parkinson-Syndroms sowohl im präklinischen Bereich (Labor, Tierversuch) als auch im klinischen Sektor weltweit großes wissenschaftliches Interesse.

Vor allem die Entdeckung, daß die chemische Vorstufe des Botenstoffes Dopamin, nämlich L-Dopa, therapeutisch eingesetzt werden kann, brachte einen Durchbruch in der Behandlung. In den letzten 30 Jahren wurden weitere Therapieansätze gefunden, darunter der Einsatz neuer Substanzgruppen wie die sogenannten Dopaminagonisten. Hier handelt es sich um Medikamente, die direkt an spezifischen Rezeptoren (dopaminergen D_1-/D_2-Rezeptoren) andocken. Andere jüngst eingeführte Stoffgruppen umfassen Substanzen, die den Abbau des Dopamins hemmen: Hierzu gehören MAO-B-Hemmstoffe und COMT-Hemmer.

Gleichwohl ist die eigentliche Ursache der Erkrankung – die Frage, warum das Zusammenspiel der verschiedenen Botenstoffe im Zentralnervensystem entgleist – weiterhin unklar. Somit ist eine ursächliche Therapie noch immer nicht möglich. Es ergeben sich deshalb trotz aller Therapiefortschritte im Krankheits- und Behandlungsverlauf vielfältige Schwierigkeiten und Probleme. So ist es auch nicht verwunderlich, daß in jüngster Zeit neue operative Behandlungsverfahren wie die Einpflanzung (Implantation) sogenannter «Hirnschrittmacher» entwickelt wurden. Hierbei erfolgt die Implantation einer Sonde, mit der spezifische Hirnkerne stimuliert werden können, um gerade bei Patienten in fortgeschrittenen Stadien die Symptomatik zu lindern.

Noch im tierexperimentellen Stadium befindet sich die Erforschung von sogenannten Wachstumsfaktoren (neurotrophe Faktoren), die darauf abzielen, den Zelltod der dopaminergen Nervenzellen zu verhindern.

Diese vielfältigen therapeutischen Erfolge haben dazu geführt, daß die Lebenserwartung, insbesondere aber die Lebensqualität der Parkinson-Patienten entscheidend verbessert werden konnte.

Schließlich liegt gegenwärtig ein Schwerpunkt der wissenschaftlichen Forschung in der Entwicklung von Möglichkeiten, den Erkrankungsverlauf zu verlangsamen oder gar zu stoppen.

II. Historischer Überblick

«Unwillkürliche zitternde Bewegung mit verminderter Muskelkraft in Körperteilen, die sich nicht in Bewegung befinden, und sogar in Körperteilen, die gestützt werden; mit einer Neigung, den Rumpf vorzubeugen und vom Gehen in einen Laufschritt überzugehen, die Sinnesorgane und geistigen Fähigkeiten sind unbeeinträchtigt.»

Mit diesen Worten beschrieb der englische Arzt, Paläontologe und Politiker James Parkinson (1755–1824) die später nach ihm benannte Krankheit. 1817 legte Parkinson mit sechs Fallbeschreibungen die erste umfassende Darstellung dieser Erkrankung vor. Er selbst benannte die Krankheit *Paralysis agitans* (Schüttellähmung) und beschrieb zwei der drei Kardinalsymptome, nämlich das Ruhezittern (*Tremor*) und die Bewegungsverlangsamung (Bradykinese). Das dritte Kernsymptom, die Muskelstarre oder der erhöhte Muskeltonus (*Rigor*), wurde einige Jahre später von dem französischen Psychiater Jean Marie Charcot (1825–1893) beschrieben.

Die Parkinsonsche Erkrankung war aber bereits im Alten Griechenland bekannt: So beschrieb der Anatom und Physiologe Erasistratos im 3. Jahrhundert v. Chr. eine paradoxe Form einer Lähmung, bei der Kranke letztlich zum Stehen kommen, nicht mehr weitergehen und dann doch wieder weiterlaufen können.

Galen von Pergamon (129–199 n. Chr.) dokumentierte Patienten mit einem Ruhetremor, die trotzdem in der Lage waren, Bewegungen kontinuierlich auszuführen. Auch Paracelsus (1493–1541) berichtete von Patienten mit einem Händezittern. Der Franzose Jacques Dupois, bekannter unter dem Namen Sylvius de là Boé, arbeitete im 17. Jahrhundert den Unterschied zwischen einem Ruhezittern und einem Zittern bei Willkürbewegungen heraus. Im 18. Jahrhundert beschrieb François Bossier de Sauvage Patienten, die, wenn sie gehen wollten, unwillkürlich laufen mußten.

Die Lokalisation der Störung in unserem Zentralnervensystem gelang aber weder Parkinson noch Charcot. Erst C. Tretiakoff fand 1919 typische Veränderungen in der sogenannten *schwarzen Substanz (Substantia nigra)*, als er die Gehirne verstorbener Parkinson-Kranker untersuchte. Der deutsche Neurologe R. Hassler entdeckte 1938, daß die Ursache der Parkinsonschen Erkrankung auf einen Untergang von Nervenzellen zurückzuführen ist, die spezifisch den Botenstoff Dopamin produzieren und in ganz bestimmten Hirnarealen, den Basalganglien, lokalisiert sind. Die typische Dopaminverarmung in der schwarzen Substanz konnte 1960 durch O. Hornykiewicz und H. Ehringer nachgewiesen werden. Der Kanadier A. Barbeau und seine Mitarbeiter konnten 1961 zeigen, daß Parkinson-Patienten eine verminderte Konzentration des Botenstoffes Dopamin im Urin aufweisen. Mit der Entdeckung der Dopaminverarmung in den Basalganglien und der daraus abgeleiteten Möglichkeit zur Substitution des Dopamin-Vorläufers L-Dopa durch Barbeau in Montreal und W. Birkmayer in Wien begann 1961 die moderne Therapie des Morbus Parkinson. Eine weitere entscheidende Verbesserung führte ebenfalls Birkmayer 1963 ein, als er L-Dopa mit einem sogenannten Decarboxylasehemmer kombinierte, einem Wirkstoff, der verhindert, daß L-Dopa bereits vor Erreichen des Zentralnervensystems abgebaut wird.

Nach dem Zweiten Weltkrieg wurden in den USA erste neurochirurgische Operationsversuche, sogenannte stereotaktische Operationen, von E. A. Spiegel und H. T. Wycis durchgeführt. Diese Techniken wurden 1953 in Deutschland durch T. Riechert und F. Mundinger eingeführt. Es zeigte sich aber sehr rasch, daß diese operativen Verfahren nur für ausgewählte Patienten mit einer spezifischen Tremorsymptomatik in Frage kommen, nicht aber für eine Parkinson-Therapie schlechthin.

Weitere medikamentöse Behandlungsverfahren eröffneten sich mit der Einführung neuer Substanzgruppen wie die der Amantadine durch R. S. Schwab 1969 und die der Dopaminagonisten (Bromocriptin) durch D. Calne 1974. In den letzten Jahren kamen weitere Dopaminagonisten (Lisurid, Pergolid, Cabergolin, Dihydroergokryptin, Ropinirol, Pramipexol) zum Einsatz. Seit einigen Jahren stehen auch Substanzen zur Verfügung, die den Abbau des Dopamins hemmen, wie die Monoaminoxydase-B-Hemmstoffe (Selegilin) oder die jüngst eingeführten COMT-Hemmer (Entacapone oder Tolcapone).

Auch bei den chirurgischen Behandlungsverfahren ergaben sich mit der Einführung der Schrittmacherimplantationen im Rahmen der funktionellen Stereotaxie verbesserte Möglichkeiten. Die seit 1986 in Einzelfällen durchgeführte Transplantationschirurgie, das heißt die Übertragung von fetalen Nigrazellen in den Streifenkörper von Parkinson-Kranken, wird gegenwärtig noch sehr kontrovers diskutiert, und bislang liegen sehr widersprüchliche Behandlungserfolge vor.

III. Zum Begriff und zur Einteilung der Parkinson-Syndrome

Die Begriffe Parkinson-Syndrom, Parkinson-Krankheit oder auch Schüttellähmung werden heute oft synonym gebraucht, so daß zunächst eine Klärung per definitionem erfolgen soll:

Der Begriff des *Parkinson-Syndroms* (Syndrom = mehrere Symptome oder Krankheitszeichen) umfaßt ganz allgemein nur die Kardinalsymptome *Bewegungsverlangsamung (Bradykinese)* und mindestens ein weiteres der drei Symptome *Muskeltonuserhöhung (Rigor)* oder *Ruhezittern (Tremor, 4–6 Hz)* oder *Haltungsinstabilität (posturale Störung)*. Diese Kardinalsymptome sind bei einer ganzen Reihe von verschiedenen neurologischen Erkrankungen zu finden (Tab. 1).

Tab. 1: Begriffsbestimmung der Parkinson-Syndrome

- Morbus Parkinson = idiopathisches Parkinson-Syndrom = Parkinson-Krankheit
- atypisches Parkinson-Syndrom – sekundäres Parkinson-Syndrom – symptomatisches Parkinson-Syndrom
- atypisches Parkinson-Syndrom bei Multisystemerkrankungen
- Pseudoparkinson-Syndrom

Die Begriffe *Morbus Parkinson, idiopathisches Parkinson-Syndrom* oder *Parkinson-Krankheit* sowie die entsprechenden Bezeichnungen im englischen Sprachraum, wie *Parkinson's disease* und *idiopathic Parkinson's disease* definieren dagegen ein *spezifisches Krankheitsbild*, das die dargestellten Kardinalsymptome (Bewegungsverlangsamung, Muskeltonuserhöhung, Zittern, Haltungsinstabilität) umfaßt. Dazu kommen weitere Charakteristika, wie der meist einseitige Erkrankungsbeginn und der fortschreitende Verlauf oder das gute Ansprechen auf spezifische Medikamente (z. B. auf L-Dopa) (Tab. 2); hinzu kommen weitere Krankheitszeichen wie vegetative Störungen und psychiatrische Auffälligkeiten.

Tab. 2: Morbus Parkinson = idiopathisches Parkinson-Syndrom = Parkinson-Krankheit

Kardinalsymptome: Bradykinese, Rigor, Tremor, posturale Störung

plus mehr als drei der nachfolgenden Kriterien:
- einseitiger Beginn
- persistierende Seitenbetonung der Störungen (Asymmetrie der klinischen Symptomatik)
- Ruhezittern (Ruhetremor)
- fortschreitender Krankheitsverlauf
- gutes Ansprechen auf die Gabe von L-Dopa
- positive L-Dopa-Wirkung länger als 5 Jahre
- klinischer Verlauf länger als 10 Jahre
- durch L-Dopa hervorgerufene unwillkürliche Bewegungsabläufe (Überschußbewegungen)

Ursache dieser Erkrankung sind Störungen im Zusammenspiel verschiedener Botenstoffe im Zentralnervensystem, insbesondere ein Nervenzelluntergang dopaminproduzierender Nervenzellen in der sogenannten *schwarzen Substanz* im Mittelhirn.

Im deutschen Sprachraum wurde früher für den *M. Parkinson* (Tab. 3) auch der irreführende Begriff *Schüttellähmung* gebraucht. Diese Beschreibung war überaus unglücklich gewählt, da es sich zum einen beim Parkinson-Syndrom um eine Verlangsamung der Bewegungsabläufe und nicht um eine Lähmung handelt und zum anderen die Bezeichnung «Schütteln» für den Tremor sehr unzutreffend ist. Hinzu kommt ferner, daß bei einer Vielzahl von Parkinson-Patienten im Erkrankungsverlauf kein Tremor auftritt.

Tab. 3: Klinische Einteilung der Parkinson-Syndrome

- *M. Parkinson, idiopathisches Parkinson-Syndrom*
- *sekundäre (atypische) Parkinson-Syndrome*
  - medikamentös bedingt (Neuroleptika, Calcium-Antagonisten)
  - durch Kopfverletzungen (Dementia pugilistica)
  - Vergiftungen
    - exogen (MPTP, Mn, CO)
    - endogen (M. Wilson, M. Fahr)
  - nach Hirnentzündungen
  - durch Neubildungen (Hirntumor)
- *atypische Parkinson-Syndrome bei Systemdegenerationen*
  - Multisystematrophie
    - striato-nigraler Typ
    - olivoponto-cerebellärer Typ
  - progressive supranukleäre Lähmung (Steele-Richardson-Olszewski-Syndrom)
  - cortiko-basale Degeneration
  - diffuse Lewykörperchen-Erkrankung
- *Pseudoparkinson-Syndrome*
  - arteriosklerotisch bedingt
  - Normaldruckhydrocephalus

Von einem *atypischen Parkinson-Syndrom* spricht man, wenn zur klassischen Symptomatik des *idiopathischen Parkinson-Syndroms* weitere neurologische Ausfälle hinzukommen, wie Störungen der Kleinhirnfunktionen oder Hirnnervenausfälle. Diese zusätzlichen Störungen entstehen nicht nur durch degenerative Veränderungen in den Basalganglien, sondern auch durch andere Schädigungen wie Vergiftungen, entzündliche Veränderungen oder Tumorbildungen des Zentralnervensystems sowie durch Blutungen und Durchblutungsstörungen. Man spricht auch vom *symptomatischen* oder *sekundären Parkinson-Syndrom*. Wird die Parkinson-Symptomatik durch Medikamente (z. B. durch Psychopharmaka wie Neuroleptika) hervorgerufen, so spricht man auch von einem *Parkinsonoid*.

Weiter müssen die *atypischen Parkinson-Syndrome bei Multisystemerkrankungen* (mehrere Nervenzentren sind vom Nervenzelluntergang betroffen) abgegrenzt werden (Tab. 3). Diese Gruppe umfaßt vier Multisystemstörungen: Die *Multisystematrophien*, die man derzeit in den striato-nigralen Typ (striatonigrale Degeneration) und in den olivoponto-cerebellären Typ (olivoponto-cerebelläre Atrophie) einteilt. In die Gruppe der Multisystemerkrankungen gehören ferner die *progressive supranukleäre Lähmung (Steele-Richardson-Olszewski-Syndrom)* sowie das Krankheitsbild der *cortiko-basalen Degeneration* und die *diffuse Lewykörperchen-Erkrankung*.

Der Begriff des *Pseudoparkinson-Syndroms* schließlich umschreibt eine parkinsonähnliche Gangstörung, wie man sie beim sogenannten *Normaldruckhydrocephalus* (einer Erweiterung der inneren Hohlräume bei engen cortikalen Hirnwindungen) und der *subcortikalen arteriosklerotischen Encephalopathie* (SAE) findet, einer Erkrankung, die durch multiple kleine, diffus verteilte Durchblutungsstörungen hervorgerufen wird (Tab. 3).

Am häufigsten findet man das sogenannte *idiopathische Parkinson-Syndrom*; über 80 % der Patienten sind davon betroffen. Die restlichen 20 % der Patienten leiden unter sekundären/atypischen Parkinson-Syndromen, atypischen Parkinson-Syndromen bei Multisystemerkrankungen und Pseudoparkinson-Syndromen.

IV. Grundlagen

I. Anatomie und Funktion der Basalganglien

Beim Morbus Parkinson sind in unserem zentralen Nervensystem vor allem Veränderungen in umschriebenen Mittelhirnstrukturen, den sogenannten *Basalganglien*, zu finden. Diese verschiedenen Kernareale entstammen entwicklungsgeschichtlich unterschiedlichen Abschnitten unseres Gehirns, bilden aber in ihrem Zusammenspiel und ihrer Funktion eine Einheit (Abb. 1).

Die einzelnen Kernareale sind untereinander und auch mit der Großhirnrinde durch eine Reihe von aufsteigenden und absteigenden Bahnen verbunden. Haupteingangskern und Umschaltstelle der Basalganglien ist der *Streifenkörper (Corpus striatum)*, der aus dem *Schalenkörper (Putamen)* und dem *Schweifkern (Nucleus caudatus)* gebildet wird. Er erhält vor allem Bahnen aus der Großhirnrinde, dem *Thalamus* sowie den dopaminergen Nervenzellen der *schwarzen Substanz* und den *Raphe-Kernen* des Mittelhirns.

Die Hauptausgangsbahnen gehen vom *Pallidum* (dem inneren und äußeren Pallidumglied) aus, ziehen insbesondere zum Thalamus und nach dortiger Umschaltung weiter zur Großhirnrinde. Ferner bestehen absteigende Bahnen zum Hirnstamm, der seinerseits Verbindungen zu den motorischen Strukturen der Peripherie, aber auch zur Großhirnrinde aufweist.

Beim Parkinson-Syndrom findet man vor allem einen Ausfall und einen Untergang der Bahnen und Verbindungen von der schwarzen Substanz zum Streifenkörper. Vom Streifenkörper besteht zu den Hauptausgangsbahnen des Pallidums zum einen eine direkte hemmende Bahn zum internen Pallidumteil und zum zweiten eine indirekte, aktivierende Bahn über die Kerne des externen Pallidums und den Nucleus subthalamicus.

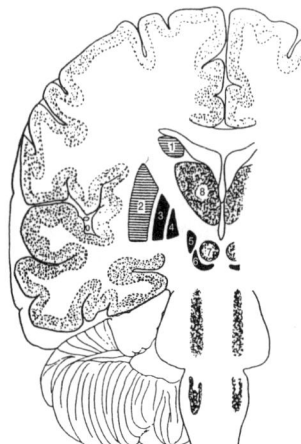

1 Schweifkern
   (Nucleus caudatus) ⎫ Streifenkern
2 Schalenkörper   ⎭ (Corpus striatum)
   (Putamen)
3 Äußeres Pallidumglied
4 Inneres Pallidumglied
5 Nucleus subthalamicus
6 schwarze Substanz (Substantia nigra)
7 roter Kern (Nucleus ruber)
8 Thalamus

Abb. 1: Schematische Darstellung der Basalganglien
(mod. nach F. Broser 1981)

Beim Parkinson-Syndrom erfolgt eine verstärkte Aktivierung des internen Pallidumgliedes, was eine Hemmung von Bahnen zum Thalamus und damit zum Großhirn nach sich zieht. Diese verstärkte Blockierung von Bahnen zur Großhirnrinde ruft als klinisches Zeichen die Bewegungsverlangsamung der Patienten hervor. Über den Streifenkörper ziehen aber auch Verbindungen zum sogenannten *Limbischen System*, einer Kerngruppe, über die vor allem das vegetative Nervensystem kontrolliert sowie Emotionen, Motivationen, aber auch Affekte und Gefühle gesteuert werden. Die Beeinträchtigung dieser Bahnverbindungen steht beim Parkinson-Syndrom ursächlich in Zusammenhang mit den psychischen Störungen wie etwa den Depressionen, den Halluzinationen und Psychosen.

2. Neurochemische und neuropathologische Veränderungen

Die Erregungsübertragung zwischen einzelnen Nervenzellen oder Nervenzellbahnen erfolgt auf neurochemischem Wege, d. h. über spezifische Kontaktstellen (Synapsen). Die verschiedenen

Überträger- oder Botenstoffe (Neurotransmitter) werden von einem Nervenfaserende (Präsynapse) in den synaptischen Spalt ausgeschüttet und lagern sich dann an spezifischen Andockstellen (Rezeptoren) der Postsynapsen der Empfängernervenzelle an (Abb. 2). Anschließend wird der Impuls über andere Mediatoren der nachfolgenden Nervenzellen weitergeleitet.

Beim Parkinson-Syndrom stehen Nervenzellen im Blickpunkt, die den sowohl hemmenden als auch stimulierend wirkenden Botenstoff Dopamin produzieren. Im normalen Stoffwechselablauf wird Dopamin in den Nervenzellen über verschiedene Vorstufen (Tyrosin und Dopa) aufgebaut, in kleinen Bläschen (Vesikeln) gespeichert, bei Bedarf (Erregung) in den synaptischen Spalt ausgeschüttet und im weiteren Verlauf wieder in die Zellen aufgenommen, dort erneut gespeichert oder zu Homovanillin-Mandelsäure abgebaut. Etwa 80 % dieses Dopamins sind im menschlichen Gehirn in einem Teil der schwarzen Substanz (Pars compacta) und im Streifenkörper enthalten (Abb. 2).

Neben dem Botenstoff Dopamin sind in den motorischen Regelkreisen der Basalganglien weitere Überträgerstoffe wie Glutamat (erregend), GABA (hemmend) und Acetylcholin (erregend)

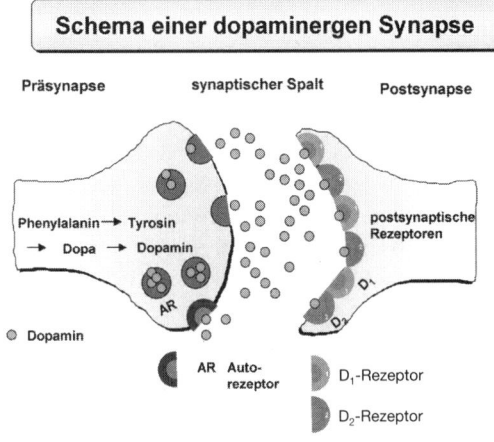

Abb. 2: Schema einer dopaminergen Synapse

aktiv. Neuropeptide spielen als sogenannte *Neuromodulatoren* eine zusätzliche Rolle.

Mit dem Untergang dieser dopaminergen, melaninhaltigen Nervenzellen in der schwarzen Substanz kommt es nachfolgend zum Untergang der Bahnverbindungen zum Streifenkörper (nigro-striatale Nervenbahnen).

Untersucht man die Gehirne verstorbener Parkinson-Patienten, so findet man bei etwa 80 % die sogenannten *Lewykörperchen* (eosinophile Einschlußkörperchen) in den Nervenzellen. Die Funktion dieser Lewykörperchen ist noch unklar, man nimmt an, daß sie «den Streß der Nervenzellen» widerspiegeln.

Der Nervenzelluntergang bei Parkinson-Patienten bleibt nicht auf die Basalganglien beschränkt; in unterschiedlichem Ausmaß sind weitere Bereiche des Hirnstamms (z. B. *Locus coeruleus*), aber auch andere Zentren und Schaltstellen wie der Thalamus, der Hypothalamus, vor allem aber auch der *Nucleus basalis Meynert* und die Großhirnrinde mit betroffen. Ebenso davon betroffen sind einzelne Strukturen im Rückenmark und häufig Anteile des vegetativen Nervensystems (parasympathische und sympathische Ganglien), so daß Neuropathologen auch beim klassischen idiopathischen Parkinson-Syndrom von einer Multisystemerkrankung sprechen.

Die Krankheitszeichen des Parkinson-Syndroms, die als Folge dieser Veränderungen auftreten, zeigen sich aber erst, wenn mehr als 70 % der Nervenzellen der schwarzen Substanz zugrunde gegangen sind. Im Verlauf der Erkrankung gehen dabei zunächst vor allem die präsynaptischen Nervenendigungen zugrunde, während die verschiedenen postsynaptischen Rezeptoren in ihrer Funktion noch lange erhalten bleiben (Abb. 2). Dies ist gerade in Hinblick auf die Wirkung spezifischer Medikamente, z. B. der sogenannten Dopaminagonisten (siehe S. 62ff.), von therapeutischer Bedeutung.

Regelkreise, die unsere Bewegungsabläufe steuern. Unsere Bewegungsabläufe unterliegen einem komplexen Zusammenspiel hemmender (inhibitorischer) und stimulierender (excitatorischer) Funktionen der verschiedenen Überträgerstoffe. In diesem motorischen Regelkreis sind – wie schon erwähnt – die schwarze Substanz, der Streifenkörper, das Pallidum, der Nucleus subthalamicus und über den Thalamus auch das Großhirn eingebunden.

Beim Gesunden sind die erregenden und hemmenden Einflüsse der verschiedenen Überträgerstoffe aufeinander abgestimmt, und die funktionierenden Verschaltungen der Nervenzellen der verschiedenen Basalganglienkerne ermöglichen so gezielte Bewegungsabläufe.

Die schwarze Substanz übt dabei einen hemmenden Einfluß auf den Streifenkörper aus, und von diesem wiederum gibt es zwei Verbindungen zum *Globus pallidus internus*, zum einen eine direkte erregende Verbindung und zum zweiten eine indirekte hemmende, die über den zwischengeschalteten *Globus pallidus externus* und den *Nucleus subthalamicus* läuft. Durch das Zusammenspiel von hemmenden und erregenden Impulsen im Globus pallidus internus ergibt sich ein stimulierender Einfluß

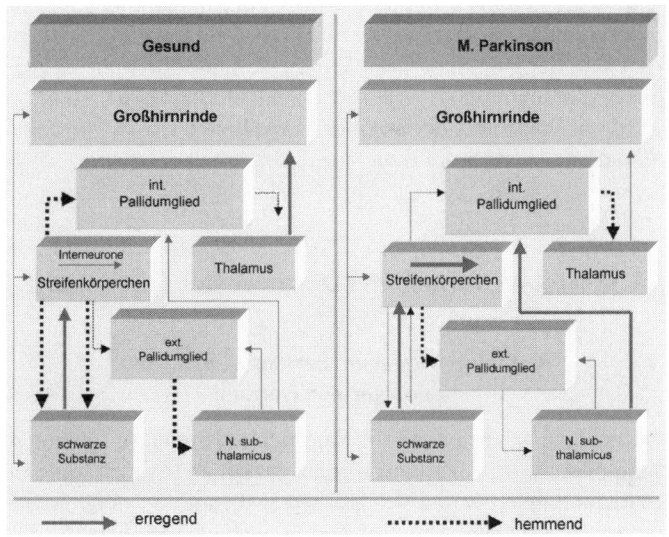

Abb. 3: Übersicht über die Verknüpfungen der Basalganglien

auf den Thalamus, dem eine entsprechende Aktivierung der Großhirnrinde folgt (Abb. 3).

Beim Morbus Parkinson ist der in Abb. 3 dargestellte Regelkreis gestört: Aufgrund des Untergangs der dopaminergen Nervenzellen in der *Substantia nigra* kommt es zu einem Untergang
der Bahnen zum Streifenkörper, so daß der hemmende Einfluß
der Substantia nigra auf den Streifenkörper entfällt. Dadurch
wird insbesondere über den indirekten Weg der hemmende Einfluß auf das interne Pallidumglied verstärkt. Dies führt zu einer
überschießenden Aktivierung hemmender Nervenzellen im Thalamus und damit zu einem verminderten Output zur Großhirnrinde. Als Folge dieser Störungen resultieren die eingeschränkte
Beweglichkeit der Patienten mit den verminderten spontanen
Mitbewegungen sowie die Hemmung des Bewegungsstarts (Bradykinese, Hypokinese, Akinese).

Im Streifenkörper besteht beim Gesunden ferner ein funktio-
nelles Gleichgewicht zwischen den dopaminergen Nervenzellen
und den Nervenzellen mit dem Botenstoff Acetylcholin und
Glutamat, so daß es durch den Ausfall der dopaminergen Neurone zu einer gesteigerten Aktivität cholinerger Zwischenneu-
rone und der glutamatergen Neurone kommt; durch dieses cho-
linerg-glutamaterge Übergewicht werden die beiden anderen
Kardinalsymptome, der erhöhte Muskeltonus (*Rigor*) und insbesondere das Zittern (*Tremor*), erklärt.

V. Ursachen, Verlauf und Diagnose der Erkrankung

I. Wodurch kann ein Parkinson-Syndrom hervorgerufen werden?

Obwohl die biochemischen Störungen mit dem Nervenzelluntergang beim Morbus Parkinson recht gut bekannt sind, ist die eigentliche Frage, warum der Stoffwechsel entgleist, noch immer
unklar. Aus diesem Grund ist derzeit auch eine Heilung der Erkrankung noch nicht möglich.

Gegenwärtig nimmt man an, daß in der Entstehung des Parkinson-Syndroms stets eine Störung vielfältiger Faktoren zusammenkommen muß (multifaktorielle Genese), damit die Erkrankung manifest wird. Die häufigsten der gegenwärtig diskutierten verschiedenen Theorien und Hypothesen werden nachfolgend dargelegt:

Einflüsse auf Alterung und Lebensdauer der dopaminergen Nervenzellen. Es wird immer wieder diskutiert, inwieweit bei Parkinson-Patienten der Alterungsprozeß der dopaminergen Nervenzellen verändert ist und hierdurch ihre Lebensdauer vermindert wird oder ob zukünftige Patienten schon bei ihrer Geburt über zu wenige dopaminerge Neurone verfügen. Ferner wird immer wieder erwogen, ob die dopaminergen Nervenzellen durch mehrfache kurzfristige oder dauerhafte Schädigungen letztlich zugrunde gehen. Für all diese Thesen konnten aber bislang keine schlüssigen Konzepte und endgültigen Beweise erbracht werden.

Parkinson-Syndrom nach Hirnentzündungen. Anfang bis Mitte der zwanziger Jahre des letzten Jahrhunderts entwickelte sich bei jüngeren Patienten ein Parkinson-Syndrom, nachdem diese Monate oder Jahre zuvor an einer Virusinfektion des Gehirns (Gehirnentzündung = Encephalitis), der sogenannten *Economo-Encephalitis* (benannt nach dem Wiener Neurologen *C. Economo*, 1876–1931), erkrankt waren. Als Ursache der Parkinson-Erkrankung (*postencephalitisches Parkinson-Syndrom*) spielen solche entzündlichen Prozesse heute im klinischen Alltag praktisch keine Rolle mehr.

Heutzutage findet man gelegentlich Parkinson-Syndrome nach Herpes-Encephalitiden oder nach Aids-Infektionen. Bei diesen Krankheitsbildern spielt aber die Parkinson-Symptomatik meist eine untergeordnete Rolle, da andere neurologische Störungen oder Ausfälle im Vordergrund stehen.

Parkinson-Syndrom nach Vergiftungen? In der gegenwärtigen Diskussion spielen auch immer wieder Überlegungen eine Rolle, ob der «normale Alterungsprozeß der Nervenzellen» mit einer erhöhten Empfindlichkeit gegenüber *Umweltgiften* (z. B. Pflanzen-schutzmitteln, Insektiziden oder auch Holzschutzmitteln) einher-geht. Es gelang allerdings auch in großangelegten Studien bislang nicht, spezifische Giftstoffe zu erfassen, die nachweisbar in einem ursächlichen Zusammenhang mit dem Parkinson-Syndrom stehen.

Es konnte allerdings gezeigt werden, daß bei einem Teil der Er-krankten gewisse *Atmungsfunktionen* der Nervenzellen (*mito-chondriale Funktionen*) und auch verschiedene *Wachstumsstoffe* der Nervenzellen (neurotrophische Faktoren) beeinträchtigt sind.

Derzeit ist auch noch unklar, inwieweit *Ernährungsfaktoren* in der Entstehung der Erkrankung eine Rolle spielen könnten. In-teressant ist, daß gerade in China und Japan (wo ja sehr viel mehr Fisch als Fleisch gegessen wird) das Parkinson-Syndrom seltener auftritt als in Mittel- und Westeuropa.

Die Frage einer möglichen *chronischen Vergiftung* des Zen-tralnervensystems als Ursache erlebte Ende der siebziger Jahre durch die Entdeckung der chemischen Substanz MPTP bei hero-inabhängigen Jugendlichen in den USA eine weitere bedeutsame Bereicherung: Chemiestudenten hatten auf der Suche nach einem «Superheroin» die Substanz MPTP synthetisiert und sich diese injiziert; sie erkrankten danach an einer Psychose und einem schweren Parkinson-Syndrom. Nachdem einer dieser Patienten verstorben war und obduziert werden konnte, fand sich bei ihm in der schwarzen Substanz ein kompletter Untergang der dopa-minergen Nervenzellen, während andere Systeme – wie das sero-tinerge oder noradrenerge System – nicht betroffen waren.

Nachfolgende Untersuchungen, insbesondere am Tiermodell beim Affen, konnten zeigen, daß nicht MPTP die eigentlich schä-digende Substanz ist, sondern daß erst durch die enzymatische Umwandlung über MPDP zu MPP+ die nervenzellschädigende Wirkung entfaltet wird. Auch bei diesem Modell ist noch unklar, in welchem Ausmaß die betroffenen Nervenzellen eine spezifi-sche Empfindlichkeit bzw. Vorschädigung mitbrachten.

Modell des oxidativen Stresses. In jüngster Zeit wird auch disku-tiert, ob bei der Entstehung des idiopathischen Parkinson-Syn-droms spezifische chemische Derivate, sogenannte *giftige (toxi-*

sche) Radikale wie Wasserstoffperoxid, Superoxid- oder Hy-
droxylradikale, beteiligt sind, da derartige Substanzen im Rahmen des dopaminergen Stoffwechsels entstehen (Modell des
oxidativen Stresses). Zusätzlich fand sich ein erhöhter aktiver
Eisengehalt in der schwarzen Substanz, der diese Prozesse begünstigt; außerdem konnte nachgewiesen werden, daß verschiedene Enzymsysteme (z. B. das Glutathionperoxidasesystem oder
die Superoxiddismutase), die in der Entgiftung dieser Radikale
eine Rolle spielen, bei den Patienten in ihrer Aktivität vermindert sind. In diesem Zusammenhang wird gegenwärtig auch die
Frage diskutiert, ob die derzeit bedeutsamste Behandlungsform
des Parkinson-Syndroms, die L-Dopa-Gabe, in dem oben ge-
zeigten Kreislauf zu einer Beschleunigung des Nervenzelluntergangs mit beitragen kann. Die vorliegenden Ergebnisse der
Tierversuche sind widersprüchlich. Beim Menschen ergaben
sich bislang keinerlei Anhaltspunkte für eine schädigende Wirkung des L-Dopa, vielmehr werden derzeit sogar dessen zellschützende Effekte diskutiert.

Gegenwärtig spielt dieses «Modell des oxidativen Stresses»
eine wesentliche Rolle auf der Suche nach Substanzen, die den
Verlauf der Erkrankung beeinflussen, verlangsamen bzw. hemmen könnten. Im Tierversuch konnte gezeigt werden, daß Affen,
die mit einem MAO-B-Hemmer wie z. B. Selegilin vorbehandelt
waren, nach der Injektion von MPTP nicht an einem Parkinson-
Syndrom erkrankten.

2. Erkrankungshäufigkeit

Das Parkinson-Syndrom gehört zu den häufigsten neurologischen Erkrankungen, wobei die Häufigkeit der Krankheitsfälle
(Prävalenz) in der westlichen Hemisphäre im Verlauf der zurück-
liegenden 50 Jahre stabil geblieben ist. Man rechnet gegenwärtig
mit 80–160 Parkinson-Kranken bezogen auf 100 000 Einwohner. In bezug auf die Gesamtbevölkerung liegt die Krankheitshäufigkeit bei 1–2 ‰, wobei die Erkrankungswahrscheinlichkeit
mit zunehmendem Lebensalter stark ansteigt. Ob dabei eine altersspezifische Krankheitshäufigkeit bis ins hohe Lebensalter

kontinuierlich zunimmt oder ob sie im Senium wieder rückläufig ist, wird gegenwärtig kontrovers diskutiert.

Die Angaben zur Neuerkrankungsrate (Inzidenz) besagen, daß pro Jahr etwa 5–20 neue Parkinsonfälle, bezogen auf 100 000 Einwohner, hinzukommen, wobei die Inzidenz nach dem 60. Lebensjahr deutlich ansteigt. Es wurde dabei auch beobachtet, daß die Inzidenzkurve nach dem 65. Lebensjahr wieder gering abfällt. Neuere Untersuchungen zeigten eine altersspezifische Krankheitshäufigkeit von etwa 700 Fällen pro 100 000 Einwohnern bei Menschen jenseits des 65. Lebensjahres.

Insgesamt schätzt man gegenwärtig die Zahl der Parkinson-Kranken in Deutschland auf etwa 150 000 bis 200 000. Aufgrund der zu erwartenden Altersentwicklung, mit einer zunehmend höheren Lebenserwartung der Bevölkerung, wird diese Zahl weiter zunehmen. Für Deutschland wurde eine *Neuerkrankungshäufigkeit* von etwa 12 800 Patienten pro Jahr errechnet.

Das mittlere Alter der Patienten bei Erkrankungsbeginn liegt zwischen 58–62 Lebensjahren, wobei die meisten zwischen dem 50. und 80. Lebensjahr erkranken. In seltenen Fällen tritt die Erkrankung auch bereits vor dem 20. Lebensjahr auf, man spricht dann von einem *jugendlichen (juvenilen) Parkinson-Syndrom*. Ein geringer Anteil von Patienten erkrankt auch bereits vor dem 40. Lebensjahr, man spricht dann vom frühen Erkrankungsbeginn oder einem *Early-onset-Parkinson-Syndrom*. Tritt die Symptomatik erst nach dem 80. Lebensjahr auf, handelt es sich um ein sogenanntes *Late-onset-Parkinson-Syndrom*. Männer und Frauen erkranken etwa gleich häufig (1,6 : 1,0); beim *Early-onset-Parkinson-Syndrom* sind allerdings Männer signifikant häufiger betroffen.

Die *Sterblichkeitsrate* (Mortalität) bei den Patienten lag noch in den sechziger Jahren des letzten Jahrhunderts (vor Einführung der L-Dopa-Therapie) im Vergleich zur Normalbevölkerung deutlich höher. Seither unterscheidet sich die Lebenserwartung der Patienten nur mehr gering von der Lebenserwartung der Normalbevölkerung.

Weltweite Untersuchungen zur Erkrankungshäufigkeit zeigen auch, daß in den USA und Europa die Erkrankung etwa in gleichem Ausmaß auftritt. In Japan und China wie auch in Afrika und in manchen Ländern Südeuropas tritt sie allerdings signifikant seltener auf. Als Ursachen hierfür werden die Unterschiede in den klimatischen Verhältnissen, im Industrialisierungsgrad und auch in den Ernährungsgewohnheiten sowie auch sonstige soziokulturelle Faktoren herangezogen.

3. Vererblichkeit des Parkinson-Syndroms

Das idiopathische Parkinson-Syndrom tritt bei der überwiegenden Mehrzahl der Patienten sporadisch auf, erbliche Formen spielen nur eine ganz untergeordnete Rolle. In großangelegten Untersuchungen konnte gezeigt werden, daß das Erkrankungsrisiko bei Familienangehörigen statistisch gesehen nur gering erhöht ist gegenüber einer vergleichbaren Kontrollbevölkerung.

In den letzten Jahren wurde allerdings der Einfluß von Erbfaktoren auf die Entstehung der Erkrankung in bestimmten Familien nachgewiesen. So sind bislang weltweit ein knappes Dutzend Familien beschrieben, bei denen die Erkrankung einem klaren autosomal dominanten Erbgang folgt. 1996 konnte in den USA bei einer sehr großen Familie zunächst das ursächliche Gen auf dem langen Arm des Chromosoms 4 lokalisiert werden, und kurze Zeit später konnte das Gen selbst analysiert werden. Man fand, daß dieses Gen für die Bildung eines Eiweißes, des Alpha-Synukleins, verantwortlich ist. Dieser Stoff wird mit bestimmten Lernprozessen in den Nervenzellen in Verbindung gebracht, und es wurde spekuliert, daß dieses veränderte Alpha-Synuklein nicht mehr ausreichend abgebaut werden kann, sich in den Zellen ansammelt und diese so schädigt. Nachdem der genetische Code lediglich «in einem einzigen Buchstaben» verändert ist, spricht man von Punktmutation und hat dieses erste Parkinson-Gen als *PARK 1* bezeichnet.

Eine weitere genetische Variante, das sogenannte *PARK 2* oder *Parkin*, wurde bei jüngeren Parkinson-Kranken (2. und 3. Lebensjahrzehnt) zunächst in Japan und jüngst auch bei einer Familie in Deutschland nachgewiesen. Die Erkrankung wird autosomal rezidiv vererbt, d. h., damit die Erkrankung zum Ausbruch

kommt, ist es erforderlich, daß zwei krankhaft veränderte Erban-
lagen in einer Person zusammentreffen. Das ursächliche Gen
konnte auf dem langen Arm des Chromosoms 6 identifiziert werden. Diese genetische Variation scheint insgesamt extrem selten
aufzutreten.

1989 gelang die Lokalisierung eines weiteren Gens, des *PARK 3*,
das auf dem kurzen Arm des Chromosoms 2 lokalisiert ist. Auch
hier handelt es sich um eine autosomal-dominante Vererbung,
und die bisherigen Daten weisen darauf hin, daß es sich um ein
Gen mit geringer Penetranz handelt. Das bedeutet, daß nicht alle,
die das krankhaft veränderte Gen tragen, auch Symptome der
Erkrankung zeigen. Das Gen selbst konnte bislang noch nicht
identifiziert werden.

Weitere Hinweise für die Bedeutung genetischer Faktoren liefern *Zwillingsstudien*. Die Konkordanz (Übereinstimmung) für
das Auftreten eines Parkinson-Syndroms bei eineiigen wie auch
bei zweieiigen Zwillingen liegt in den bisher vorliegenden Studien bei etwa 5 %. Bei Untersuchungen mit Hilfe der Positronen-
Emissions-Tomographie konnten bei Zwillingen auch beim noch
nicht Erkrankten bereits krankhafte Veränderungen nachgewiesen werden.

4. Welche Krankheitszeichen
gehören zum Morbus Parkinson?

Das klinische Bild des Morbus Parkinson (idiopathisches Parkinson-Syndrom) umfaßt eine Vielzahl verschiedener Krankheitszeichen, wobei sich drei charakteristische Hauptgruppen abgrenzen
lassen. Im Vordergrund stehen zunächst die typischen *Bewegungsstörungen*, hinzu kommen *vegetative und sensorische* Begleitsymptome und vor allem aber auch *neuropsychiatrische
Auffälligkeiten* (Tab. 4).

Tab. 4: Klinisches Bild des idiopathischen Parkinson-Syndroms

- *Motorische Kardinalsymptome*
  - Bradykinese
  - Rigidität
  - Tremor (4–6 Hz)
  - Haltungsinstabilität
- *Vegetative/sensorische Begleitsymptome*
  - vermehrte Talgabsonderung, meist der Gesichtshaut (Seborrhoe, Salbengesicht)
  - vermehrter Speichelfluß (Hypersalivation)
  - vermehrte Schweißsekretion (Hyperhidrosis)
  - Verstopfung (Obstipation)
  - Blasenfunktionsstörungen
  - Störungen der Sexualfunktion (Erektionsstörungen, Libidoverlust, Lubrikationsprobleme)
  - Magenentleerungsstörungen
  - niedriger Blutdruck (orthostatische Hypotonie)
  - Schlafstörungen
  - Pupillenstörungen
- *Psychische Begleitsymptome*
  - Bradyphrenie (Verlangsamung aller Denkabläufe)
  - Demenz
  - Depression
  - exogen-psychotische Symptome (meist durch Medikamente hervorgerufen)
  - spezifische Persönlichkeitsakzentuierung

Man hat sich jetzt international (Kriterien der UK-Brain-Bank) auf folgende klinische *Diagnosekriterien* des idiopathischen Parkinson-Syndroms verständigt: Der Parkinson-Patient sollte eine Bradykinese (Verlangsamung der Willkürbewegungen) aufweisen, zusätzlich ein weiteres der motorischen Kardinalsymptome (Rigidität oder Tremor) und mindestens drei der folgenden Kriterien:

- einseitiger Beginn
- bestehende Seitenasymmetrie
- Ruhetremor
- fortschreitender Erkrankungsverlauf
- gutes Ansprechen auf L-Dopa
- anhaltend gute L-Dopa-Wirkung für eine Dauer von mehr als 5 Jahren

- klinischer Erkrankungsverlauf über mehr als 10 Jahre, durch L-Dopa hervorgerufene unwillkürliche Bewegungen (sogenannte Überschußbewegungen).

Untersuchungen an Verstorbenen zeigten allerdings, daß die klinische Diagnose der Erkrankung – wie oben dargelegt – trotzdem nur bei ca. 80 % der Fälle im Rahmen von Hirnuntersuchungen bestätigt werden konnte. Über 20 % der untersuchten Fälle wiesen zusätzliche, über das klassische Parkinson-Syndrom hinausgehende Veränderungen in ihren Gehirnen auf.

Es spricht gegen ein idiopathisches Parkinson-Syndrom, wenn mindestens zwei der nachfolgend dargestellten Kriterien auftreten:

- wiederholte Hirndurchblutungsstörungen
- wiederholte Hirnentzündungen
- Tumor des Gehirns oder Erweiterung der inneren und äußeren Hohlräume im CT
- Blickkrämpfe (occulogyre Krisen)
- wiederholte Schädel-Hirn-Verletzungen
- vertikale Blicklähmung (supranukleäre Blicklähmung)
- Kleinhirnveränderungen
- Hinweise für Pyramidenbahnschädigung
- Neuroleptika-Einnahme bei Beginn der Symptome
- früh ausgeprägte vegetative Störungen, frühe dementielle Entwicklung, Gedächtnisstörungen und Störungen im Handlungsablauf (Apraxie)
- dauerhafte Rückbildung der Symptome
- strikte Einseitigkeit der Symptome länger als drei Jahre
- fehlendes Ansprechen auf die L-Dopa-Gabe.

Motorische Kardinalsymptome. Bei der Beweglichkeitsstörung des Morbus Parkinson lassen sich drei Komponenten voneinander abgrenzen:

1. die Verlangsamung der Bewegungsabfolge oder *Bradykinese*,
2. die verminderten Spontan- und Mitbewegungen oder *Hypokinese*,
3. die Hemmung des Bewegungsstarts oder *Akinese*.

Diese drei Begriffe werden allerdings im klinisch-alltäglichen Sprachgebrauch meist synonym verwandt.

Gerade die Bradykinese ist es, die den Parkinson-Patienten in seinen alltäglichen Belangen am deutlichsten beeinträchtigt und behindert. So zeigen sich beim Gehen sehr früh die Verkürzung der Schrittlänge, das Fehlen der Mitbewegung der Arme, es kommt zu Trippel- und Zwischenschritten beim Wenden und gelegentlich zu Startschwierigkeiten. Die Patienten haben auch Probleme beim Körperlagewechsel, so ist das Aufstehen aus dem Bett oder vom Stuhl erschwert. In fortgeschrittenen Krankheitsstadien ist das Gangbild trippelnd, schlurfend, und manche Patienten sind nur noch in der Lage, unsicher auf den Zehenspitzen, mit der entsprechenden Fallneigung nach vorne, zu gehen.

Bereits bei Erkrankungsbeginn stellt sich häufig eine Beeinträchtigung der Feinbeweglichkeit ein, was die Patienten beim Schreiben bemerken. Die Schrift wird zunehmend kleiner (Mikrographie), teilweise krakeliger. Die Patienten sind ungeschickter in alltäglichen Verrichtungen wie beim Schuhezubinden, Hemdzuknöpfen oder im Umgang mit Messer und Gabel beim Essen.

Die Bradykinese zeigt sich besonders in der Gesichtsstarre, der *Hypomimie*; zusätzlich besteht ein seltener Lidschlag und eine Verlangsamung der Augenbewegungen. Die Patienten sind oft nicht mehr in der Lage, ihre Gefühle, Affekte und Emotionen auszudrücken. Die mimische Starre verbreitet einen ängstlich-depressiven Ausdruck. Der oft zusätzlich leicht geöffnete Mund spiegelt das Bild eines dementen Patienten wider, was in den allermeisten Fällen aber nicht zutrifft.

Auch die Sprache verändert sich, sie wird leiser, heiser, monotoner und schließlich sogar aphon, bis der Patient kaum mehr zu verstehen ist.

Der *Rigor* (Starre oder Steifigkeit) beim Parkinson-Syndrom umfaßt einen erhöhten Tonus der Muskulatur. Besonders bei passiver Beugung und Streckung z. B. am Hand- oder Ellbogengelenk zeigt sich der Rigor als sehr gleichmäßiger, wächserner Widerstand. Diese Muskeltonuserhöhung ist bei passiver Bewegung des Handgelenkes oft als sogenanntes Zahnradphänomen rhythmisch unterbrochen. Durch einen willkürlichen Faustschluß der anderen Hand kann der Rigor in seiner Ausprägung noch provoziert und verstärkt werden. Diese Muskeltonuserhöhung kann sich auch im Bereich der Muskulatur der Wirbelsäule oder auch der rumpfnahen Beugemuskulatur zeigen: Man spricht dann von einem Achsenrigor, im Nackenbereich von einem Nackenrigor. Die durch den Rigor hervorgerufene Steifigkeit ist für den Patienten oft mit Nackenschmerzen bzw. Schmerzen im Schulter-Arm-Bereich sowie mit Rückenschmerzen verbunden; hieraus ergeben sich oft Schwierigkeiten in der Abgrenzung gegenüber orthopädischen Erkrankungen. Bei einem sehr ausgeprägten Nackenrigor findet sich im Rahmen der neurologischen Untersuchung ein *positiver Kopffalltest*: Hebt der Untersucher den Kopf des Patienten von der Unterlage ab und zieht plötzlich seine Hand weg, so verharrt der Kopf in dieser Stellung und gleitet erst allmählich langsam auf das Kissen zurück. Im Extremfall kann durch einen ausgeprägten Nackenrigor der Kopf so stark abgewinkelt werden, daß das Kopfkissen nicht berührt wird, man spricht dann von einem *Kopfkissenphänomen*.

Beim Gehen zeigt sich der Rigor durch die Einschränkung der Mitbewegung der Arme, und auch im Schulter-Schüttel-Test der neurologischen Untersuchung schwingen die Arme vermindert mit. Die Muskeltonuserhöhung der Brustmuskulatur und der rumpfnahen Beuger ist für die typische «eingerollte Haltung» der Patienten verantwortlich.

Ein *Tremor* (Zittern) ist zunächst definiert als eine unwillkürliche rhythmische Abfolge von Bewegungen einzelner Körperteile. Beim Parkinson-Patienten findet sich der Tremor überwiegend an Armen und Beinen mit einer Seitenbetonung. Sehr viel seltener sind Kopf oder Kinn vom Tremor betroffen. Es handelt sich typischerweise um einen *Ruhetremor* mit einer mittleren Frequenz zwischen 4 und 6 Hz. Bei einem Teil der Patienten findet sich zusätzlich ein *Haltetremor* (Tremor beim Vorstrecken der Arme und Hände), wobei charakteristischerweise beim Übergang vom Ruhe- zum Haltetremor das Zittern unterbrochen wird. Im Schlaf zeigt sich keinerlei Tremor. Das sogenannte *Pillendreher- oder Münzzählphänomen* beschreibt eine typische Bewegungsabfolge zwischen Daumen und Zeigefinger (Pillendrehen des Apothekers).

Beim Parkinson-Patienten lassen sich vier verschiedene Tremorformen unterscheiden:

1. ein alleiniger Ruhetremor,
2. ein Ruhetremor und zusätzlich ein Halte- oder Aktionstremor gleicher Frequenz (Aktionstremor = Tremor bei einer Bewegungsabfolge),
3. ein Ruhe- und Halte-/Aktionstremor unterschiedlicher Frequenz,
4. ein alleiniger Halte-/Aktionstremor.

Diese verschiedenen Tremorformen können mittels Tremoranalyse (Akzellerometrie) und Oberflächen-EMG differenziert werden, und hieraus ergeben sich unterschiedliche Behandlungsansätze (siehe S. 59 ff.).

Generell gilt, daß der Parkinson-Tremor sowohl durch Streß, emotionale Phänomene oder Belastungssituationen als auch durch kognitive Anspannungssituationen (z. B. Rechenaufgaben, 100 − 7) verstärkt werden kann. Er verändert sich aber nicht unter dem Genuß geringer Mengen von Alkohol (der essentielle Tremor dagegen nimmt an Intensität ab).

Die von Patienten oft geschilderte Haltungsinstabilität mit der *Stand- und Gangunsicherheit (posturale Störung)* tritt meist in den späteren Erkrankungsstadien auf und ist auf eine Störung der gleichgewichtsregulierenden Reflexe (posturale Reflexe) zurückzuführen. Bei der klinischen Untersuchung zeigt sich beim Stoßtest von vorne bzw. beim Zugtest (Patienten plötzlich an beiden Schultern nach hinten ziehen), daß die Patienten solche Impulse nicht ausreichend ausbalancieren bzw. diesen nicht gegensteuern können. Sie brauchen oft mehrere Versuche, um das Gleichgewicht wieder zu stabilisieren. Bei einer Fallneigung nach vorne spricht man von Propulsionsneigung, nach hinten von Retropulsionsneigung und zur Seite von Lateropulsionsneigung.

Ein weiteres motorisches Phänomen stellt die sogenannte *Festination* dar; hiervon spricht man, wenn die Patienten im Bewegungsablauf immer wieder trippeln, kleinschrittiger werden, sozusagen am Boden festkleben, während «der Oberkörper

weiterläuft», wodurch eine erhebliche Fallneigung und Sturzge-
fahr bestehen. Dieses Phänomen kann sich auch beim Starten und
Loslaufen zeigen und wird an Engpaßstellen wie Türschwellen
oder Unebenheiten des Bodens besonders akzentuiert.

Parkinson-Patienten berichten ferner, daß sie in Situationen,
die sie als psychischen Streß oder Anspannung erleben, plötzlich
«wie am Boden festgeklebt seien». Solche *Freezing-Phänomene*
treten in alltäglichen Situationen auf, wie z. B. an der Kasse im
Supermarkt oder wenn die Fußgängerampel von Rot auf Grün
schaltet.

Andererseits ist auch das gegenteilige Phänomen bekannt, daß
ausgeprägte schwere Streßsituationen zu einer kurzzeitigen Verbesserung der Beweglichkeit führen; dies wird als *Kinesia parado-
xica* bezeichnet. Solche Phänomene können durch Schrecksitua-
tionen (z. B. Erschrecken vor einer Maus) provoziert werden.

Die posturalen Störungen wie auch Festinationen und Freezing-Phänomene lassen sich medikamentös meist nur schlecht
und unbefriedigend bessern, sie sind vielmehr ein Fall für die
Krankengymnastik (siehe S. 82ff.).

Vegetative Begleitsymptome. Die vegetativen Begleitsymptome
(Tab. 5) können beim Parkinson-Syndrom schon in frühen
Krankheitsstadien auftreten und begleiten in wechselnder Ausprägung den weiteren Erkrankungsverlauf. Ein Teil dieser
Störungen ist immer auch als Folge der Bradykinese anzusehen,
wie der vermehrte Speichelfluß, die Verstopfung oder auch die
Magenentleerungsstörungen. Imponieren im Krankheitsverlauf
bereits sehr frühzeitig ausgeprägte vegetative Störungen (*autonome Dysfunktionen*), wie niedriger Blutdruck mit Kollaps-
neigung oder schwere Blasenentleerungsstörungen, so ist diffe-
rentialdiagnostisch immer an eine Parkinson-Symptomatik im
Rahmen einer Multisystemerkrankung zu denken (siehe S. 14,
55ff.).

Tab. 5: Vegetative Begleitsymptome

- vermehrte Talgabsonderung
- vermehrter Speichelfluß
- vermehrte Schweißsekretion
- niedriger Blutdruck
- Störungen der Magen-Darm-Motilität
- Blasenfunktionsstörungen
- Störungen der Sexualfunktion
- Schlafstörungen
- Atemstörungen

Vermehrte Talgabsonderung (Seborrhoe, Salbengesicht). Die verstärkte Talgproduktion zeigt sich meist im Bereich der Stirn und im Gesicht. Als Folge davon findet sich häufig eine Akne im Bereich des behaarten Kopfes, ferner eine deutlichere Schuppenbildung, und es kommt auch gehäuft zu Bindehautentzündungen. Die Ausprägung der Seborrhoe korreliert mit dem Schweregrad der Symptomatik.

Vermehrter Speichelfluß (Hypersalivation). Der vermehrte Speichelfluß wird von den Patienten als besonders störend empfunden, vor allem beim Essen. Diese Symptomatik führt oft zusätzlich dazu, daß die Patienten sich zunehmend zurückziehen und sich kaum mehr in die Öffentlichkeit begeben. Die Ursache des vermehrten Speichelflusses beruht dabei nicht auf einer stärkeren Speichelproduktion, sondern ist auf die im Rahmen der Hypokinese auftretende verminderte Schluckfrequenz zurückzuführen.

Vermehrte Schweißsekretion (Hyperhidrosis, Störungen der Thermoregulation). Parkinson-Patienten klagen über häufige, plötzlich auftretende profuse Schweißausbrüche, die meistens nachts auftreten. Diese können so massiv sein, daß die Patienten mehrmals die Nachtkleidung wechseln und duschen müssen, wobei diese Störungen über Wochen oder Monate anhalten können und genauso plötzlich, wie sie aufgetreten sind, wieder verschwinden. Als Ursache der vermehrten Schweißsekretion wird zumindest bei einem Teil der Patienten eine Störung des zentralen sympathischen Nervensystems diskutiert.

Sehr häufig werden aber auch eine verminderte Kälte- als auch Hitzetoleranz beobachtet. Dieses sollten die Patienten z. B. bei ihrer Urlaubsplanung oder bei bestimmten Freizeitaktivitäten wie Saunabesuch beachten, insbesondere im Hinblick auf die entsprechende Flüssigkeits- und Elektrolytbilanzierung.

Niedriger Blutdruck (hypotone/orthostatische Dysregulation). Viele Patienten, vor allem diejenigen mit einer im Vordergrund stehenden hypokinetisch-rigiden Symptomatik, klagen häufig über Schwindel oder ein «Schwarzwerden» vor den Augen bei Körperlagewechsel, z. B. beim Aufstehen. Bei diesen Patienten kommt es zu einem Blutdruckabfall (orthostatische Dysregulation) bei fehlender Gegenregulation durch einen Anstieg der Herzfrequenz (gestörte cardio-vaskuläre Reflexe). Diese Hypotonieneigung kann praktisch durch alle Parkinson-Medikamente zusätzlich verstärkt werden, so daß insbesondere zu Beginn der Behandlung regelmäßige Kreislaufkontrollen erfolgen sollten. Auch Multisystemerkrankungen (siehe S. 14, 55 ff.) gehen häufig mit ausgeprägten Blutdrucksenkungen einher.

Magen-Darm-Störungen. Parkinson-Patienten klagen häufig über ein Völlegefühl, was auf eine verzögerte Entleerung des Magens zurückzuführen ist. Auch die spezifischen Parkinson-Medikamente können zu einer weiteren Verlangsamung der Magen-Darm-Passage führen, was wiederum eine verzögerte Aufnahme der Medikamente (z. B. des L-Dopa) im Dünndarm zur Folge hat und damit eine ungenügende Medikamentenwirkung nach sich ziehen kann.

Bei nahezu allen Patienten besteht zusätzlich eine Verstopfung (Obstipation). Hier spielt neben dem spezifischen Erkrankungsprozeß die eingeschränkte körperliche Aktivität eine wesentliche Rolle. Die oft ungenügende Flüssigkeitsaufnahme insbesondere bei älteren Patienten, aber auch ein verminderter Preßdruck beim Stuhlgang bei einer schwachen Bauchdeckenmuskulatur begünstigen diese Beschwerden. Bestimmte Antiparkinson-Medikamente wie Anticholinergika und Amantadine können die Magen-Darm-Passage zusätzlich verlangsamen und somit die Verstopfung verstärken.

Störungen der Blasenfunktion. Auch Störungen der Harnblasenentleerung gehören zu den häufigsten vegetativen Symptomen, wobei bei Männern zusätzliche Erkrankungen der Vorsteherdrüse (Prostata) und bei Frauen gynäkologische Störungen (z. B. Gebärmuttersenkung) abgegrenzt werden müssen. Die Patienten klagen vor allem über einen verstärkten, unaufschiebbaren Drang zum Wasserlassen (imperativer Harndrang), oft verbunden mit einer Inkontinenz, d. h. dem Unvermögen, den Harndrang zu kontrollieren und zurückzuhalten, so daß es zum ungewollten Urinabgang kommt. Oft besteht auch ein Drang zu häufigerem Wasserlassen, verbunden mit einer Abschwächung des Harnstrahls und dem Abgang von nur ganz kleinen Urinmengen. Gerade diese Form der Blasenstörung zieht meistens Durchschlafstörungen nach sich. Die Problematik wird durch die eingeschränkte Beweglichkeit – die Toilette kann oft nicht rechtzeitig erreicht werden – zusätzlich akzentuiert.

Aufgrund einer unvollständigen Blasenentleerung kann es zu einer Restharnbildung kommen, wobei auch hier wiederum mechanische Ursachen (Vorsteherdrüsenvergrößerung und gynäkologische Probleme) als Ursache ausgeschlossen werden müssen. Spezifische Anti-Parkinson-Medikamente wie Anticholinergika können ebenso derartige Störungen hervorrufen oder verstärken. Gerade solche Inkontinenzprobleme werden von den Betroffenen tabuisiert, nicht angesprochen und führen zu einem weiteren Rückzug von sozialen Aktivitäten.

Sexualfunktionsstörungen. Störungen des sexuellen Verlangens wie Libido- und Potenzstörungen (meist Erektionsstörungen) finden sich sehr häufig bei jüngeren männlichen Patienten bereits im Frühstadium der Erkrankung. Zusätzlich bestehen Störungen des Samenergusses (Ejakulationsstörungen). Das Selbstwertgefühl der Patienten ist durch diese Probleme oft erheblich beeinträchtigt, andererseits zeigt sich sowohl bei den Patienten als auch bei den Therapeuten eine gewisse Scheu, diese Schwierigkeiten und Ängste an-

zusprechen. Zu berücksichtigen ist ferner, daß auch das Alter sowie zusätzliche Erkrankungen wie Diabetes mellitus, Bluthochdruck oder Schilddrüsenfunktionsstörungen die Sexualfunktionen
mit beeinträchtigen können. Eine weitere Rolle spielen zum Teil
unbewußte Versagensängste oder versteckte Depressionen im
Rahmen der Grunderkrankung, denn gerade Männer im mittleren
Lebensalter sind in ihrer Sexualfunktion doch leichter irritierbar
als Frauen im vergleichbaren Lebensabschnitt. Hinzu kommt, daß
Frauen mit solchen Beeinträchtigungen des sexuellen Erlebens wesentlich besser umgehen können als die betroffenen Männer.

Zweifellos führen auch andere vegetative Störungen wie der vermehrte Speichelfluß, die vermehrte Schweißbildung, die Bewegungsstörungen und das Zittern zu einer Zurückhaltung und zu
einem Vermeiden von körperlichen und sexuellen Kontakten. Auch
die Parkinson-Medikamente können zu einer Beeinflussung der
Sexualfunktionen führen. So kommt es unter der Einnahme von
L-Dopa oder den Dopaminagonisten gerade bei Männern häufig zu
einer Steigerung des sexuellen Verlangens, ohne daß es gleichzeitig
zu einer Verbesserung der Erektionsfähigkeit kommt. Frauen berichten bei Einnahme dieser Medikamente immer wieder über
eine äußerst unangenehme Hypersexualität. Je nach Ausprägung
dieser Symptome kommt man oft nicht umhin, die Parkinson-Me-
dikation entsprechend zu reduzieren oder umzustellen.

Von psychotherapeutischer Seite wurden in den letzten Jahr-
zehnten erfolgreiche übende Verfahren entwickelt, um Potenz
und Lust an der Sexualität zurückzugewinnen; so ist es möglich,
in einer mehrmonatigen Gesprächstherapie eigene und neue Formen des sexuellen Erlebens innerhalb der Partnerschaft zu finden
und so eine vielseitige und befriedigende Sexualität auch im
höheren Lebensalter zu erleben.

Schlafstörungen. Etwa 75 % der Parkinson-Patienten klagen häufig über Ein- und Durchschlafstörungen. Ursächlich steht die eingeschränkte Beweglichkeit ganz im Vordergrund, denn die Patienten können sich nachts im Bett schlecht umdrehen, oder es kommt
aufgrund eines L-Dopa-Mangels zu schmerzhaften Wadenkrämp-
fen (Off-dose-Dystonien). Auch die unter der Medikamentengabe

auftretenden Alpträume und Halluzinationen können die Schlaf-
qualität ebenso beeinträchtigen wie zusätzlich bestehende Depressionen. Andere vegetative Störungen wie der vermehrte Drang
zum Wasserlassen oder ausgeprägte nächtliche Schweißausbrüche
führen zusätzlich zu Schlafstörungen. Bei einem Teil der Patienten
konnten Veränderungen der physiologischen Schlafzyklen (Verminderung der REM-Phasen) und auch Veränderungen wie beim
Schlafapnoe-Syndrom nachgewiesen werden.

Atemstörungen. Parkinson-Patienten klagen häufig über Atemnot
und über ein Engegefühl in der Brust, was als Folge der Hypokinese
der Brustmuskulatur auftreten kann (verkürzte Atemexkursion);
dies führt auch leicht zu Atemnot unter körperlicher Belastung. Unter Ruhebedingungen konnten auch eine erhöhte Atemfrequenz
nachgewiesen werden sowie obstruktive Störungen (eingeengte
Bronchien) der oberen Atemwege. Diese Störungen sind auch als
Teil der zu beobachtenden Sprach-, Stimm- und Artikulationsschwierigkeiten zu bewerten.

Im Rahmen der medikamentösen Behandlung, insbesondere
wenn ausgeprägte Überschußbewegungen (Peak-dose-Dyskinesien) auftreten, kann es zu einer vermehrten Kurzatmigkeit der
Patienten kommen.

Im Verlauf der Erkrankung wird die Sprache meist monotoner
und langsamer, aber auch leiser, rauh und heiser. Ein Teil der Patienten hat zudem Schwierigkeiten, den Sprachfluß in Gang zu
bringen. Bei anderen Patienten wird der Sprachfluß immer schneller und nicht mehr kontrollierbar, so daß die Sprache in einem un-
verständlichen Wiederholen einzelner Silben oder im Stottern
endet. Ein Teil der Patienten klagt auch über Wortfindungsstörun-
gen, wobei diese Symptomatik häufig an die Phasen schlechter
Beweglichkeit gebunden ist. Diese Beeinträchtigung des Sprach-
vermögens führt häufig dazu, daß die Patienten gesellschaftliche
Kontakte und Kommunikation meiden und sich zurückziehen.

Sensorische Symptome (sensible Störungen, Schmerzen).
Parkinson-Patienten klagen meist bei einseitiger Betonung der
Symptomatik über uncharakteristische, diffus verteilte Gefühls-

störungen wie ein «Ameisenlaufen, Kribbeln oder ein Brennen», wobei sich im Rahmen der neurologischen und neuro-physiologischen Untersuchungen keinerlei Beeinträchtigungen sensibler Nervenbahnen finden lassen. Häufig stehen diese Beschwerden in Beziehung zur Beweglichkeit der Patienten, d. h., sie treten meist in Off-Phasen oder bei sogenannten Off-dose-Dystonien (siehe S. 77) auf.

Schon James Parkinson, aber auch andere Autoren wie Gowers (1886) und Strümpel (1904) wiesen auf rheumatische oder neuralgiforme Schmerzen hin. Oft sind diese Symptome im Schulter-Arm-Bereich («frozen shoulder») lokalisiert. So ist es nicht verwunderlich, daß diese Störungen, gerade wenn sie zu Beginn der Erkrankung und einseitig auftreten, häufig als orthopädische Beschwerden verkannt werden. Auch diese Schmerzsymptomatik ist vor allem in späteren Erkrankungsphasen an Off-Phasen oder auch Off-dose-Dystonien gebunden, und die Schmerzen weisen dann auf einen L-Dopa-Mangel hin.

Bei einem Teil der Patienten zeigen sich vor allem in fortgeschrittenen Erkrankungsstadien einseitig betonte, durch den Bewegungsmangel mitbedingte Stauungsödeme an den Beinen, in seltenen Fällen auch an den Armen und Händen.

Neuropsychiatrische Störungen. Während James Parkinson noch 1817 schrieb, daß eine Beeinträchtigung der Sinne und der Gefühlswelt nicht zu dieser Erkrankung gehört, wissen wir dagegen heute, daß psychische Funktionseinbußen in unterschiedlicher Ausprägung praktisch bei jedem Patienten auftreten (Tab. 6).

Tab. 6: Psychische Auffälligkeiten bei Parkinson-Patienten

- kognitive Dysfunktion
- Bradyphrenie (psychische Akinese)
- Demenz
- Depression
- psychopathologische Veränderungen als Nebenwirkung der Therapie (Halluzinationen, Psychosen)
- spezifische Parkinson-Persönlichkeitsstruktur

Kognitive Dysfunktion beim Morbus Parkinson. Bereits in der Frühphase der Erkrankung lassen sich mit Hilfe gezielter testpsychologischer Untersuchungen (passiver Wortschatztest des Wiener Testsystems, Mehrfachwortschatztest, Farbwort-Lesetest vom Nürnberger Altersinventar) charakteristische, leichte kognitive Störungen nachweisen. So zeigen die Patienten häufig Schwierigkeiten beim raschen Wechsel zwischen alternativen Problemlösungsstrategien, und es fällt ihnen schwer, interne Handlungspläne umzusetzen. Patienten mit einer linksbetonten Parkinson-Symptomatik sind deutlicher in der visuell-räumlichen Wahrnehmung beeinträchtigt.

Bradyphrenie (psychische Akinese). Ob es bei Parkinson-Kranken tatsächlich eine Verlangsamung der Denkabläufe im Sinne einer Bradyphrenie gibt, wird nach wie vor kontrovers diskutiert. Naville beschrieb 1922 mit dem Begriff der *Bradyphrenie* den psychischen Zustand der Patienten als Folge einer Hirnentzündung (*Encephalitis lethargica*). Er wies besonders auf den Verlust von Spontaneität, Initiative und Interesse sowie auf die rasche Ermüdbarkeit hin. Ferner zeigten diese Personen leichte Gedächtniseinschränkungen, jedoch keine intellektuellen Einbußen. Economo übernahm 1931 diese Beschreibung für die psychischen Veränderungen bei Patienten mit einem idiopathischen Parkinson-Syndrom. 1953 definierte dann Hassler die Bradyphrenie als psychisches Äquivalent der Akinese: Er beschrieb eine Verlangsamung und Dehnung des Denkens, eine Verzögerung und Verminderung emotionaler Reaktionen sowie Schwierigkeiten, Entscheidungen zu treffen und sich auf neue Situationen um- und einzustellen. Diese Verlangsamung der Gedankenabläufe, des Konzentrations- und Anpassungsvermögens, in Verbindung mit der oft verlangsamten Sprachgeschwindigkeit der Patienten, erweckt häufig den falschen Eindruck eines intellektuellen Abbaus.

Demenz. Es ist heute unbestritten, daß bei Parkinson-Patienten gehäuft dementielle Entwicklungen auftreten, wobei die Häufigkeitsangaben in der Literatur zwischen 10 und 80 % schwanken. In jüngster Zeit wurde die Prävalenz (Häufigkeit der Krankheitsfälle) einer mäßig bis hochgradig dementiellen Entwicklung auf 15–25 % der Patienten geschätzt. Sowohl das klinische Bild der Demenz als auch die neuropathologischen Veränderungen weisen auf Beziehungen zur Demenz vom Alzheimertyp hin.

Die Patienten zeigen einen zunehmenden Gedächtnisverlust und Einschränkungen der kognitiven Funktionen mit der Beeinträchtigung des Denkens, des Urteilsvermögens sowie der Informationsverarbeitung. Hinzu kommt die Veränderung der Persönlichkeit mit der Minderung von Antrieb und Motivation, dem zunehmenden Verlust der emotional subjektiven Kontrolle und der Beeinträchtigung des Sozialverhaltens.

Die Ursache des Nervenzelluntergangs bei der Alzheimer-Krankheit ist ebensowenig bekannt wie bei der Parkinson-Erkrankung selbst. Für die beiden Erkrankungen werden ähnliche Schädigungsmechanismen diskutiert. Seltener findet man bei Parkinson-Patienten andere Demenzformen, wie die Multiinfarktdemenz oder die Mischform aus Demenz vom Alzheimertyp und Multiinfarktdemenz. Bei dieser Demenzform kommt es aufgrund von multiplen Durchblutungsstörungen der kleinsten Gefäße («multiple kleine Schlaganfälle») zu vielfältigen Narbenbildungen im Gehirn.

Eine weitere Variante stellen die sogenannten *subcorticalen Demenzen* bei Parkinson-Patienten dar. Hier zeigen die Patienten neben einer parkinsonähnlichen Gangstörung eine allgemeine kognitive Verlangsamung und Vergeßlichkeit, häufig zusätzlich eine Neigung zu Depressionen, wobei ein stark fluktuierender Verlauf dieser Störungen charakteristisch ist. «Neuropsychologische Herdsymptome» wie Aphasie (Sprachstörung), eine Beeinträchtigung von Sprachverständnis und Sprechfähigkeit, Apraxie (Unfähigkeit zum zweckmäßigen und zielgerichteten Handeln) und Agnosie (Unfähigkeit, trotz intakter Sinnesorgane Wahrgenommenes zu erkennen) fehlen bei diesen subcorticalen Demenzen (siehe S. 53).

Depression. Depressionen stellen die häufigste psychische Störung beim idiopathischen Parkinson-Syndrom dar. Die Häufigkeitsangaben schwanken in der Literatur zwischen 4 und 90 % und liegen somit viermal so hoch wie in der gleichaltrigen Bevölkerung. Frauen sind deutlich häufiger betroffen als Männer. Die Depressionen können den typischen Bewegungsstörungen der Parkinson-Patienten um Monate oder Jahre vorausgehen. Depressive Episoden werden in bis zu 40 % als erstes Zeichen der Erkrankung genannt. Dies weist darauf hin, daß die Depressionen sicherlich nicht allein als Reaktion auf die motorische Behinderung gedeutet werden können. Gleichwohl finden sich diese reaktiven Depressionen sehr häufig zu Beginn der Erkrankung mit entsprechenden Anpassungsschwierigkeiten, mit Problemen der Bewältigung und Verarbeitung der Erkrankung. Neben dem Krankheitserleben spielen hier besonders die Persönlichkeit des Patienten sowie seine Beziehungen im sozialen Umfeld (Familie, Freizeit und Beruf) eine ganz wesentliche Rolle. Auch im weiteren Verlauf treten häufig Depressionen auf, die als eigenständiges Krankheitszeichen im Sinne einer endogenen Depression («major depressive disorder») zu werten sind, wobei die Ausprägung der Depression nicht unbedingt mit der Beeinträchtigung der motorischen Situation korrelieren muß; andererseits werden aber auch schwere depressive Phasen gerade in motorischen Off-Phasen beobachtet.

Ursache dieser depressiven Episoden sind, wie bei den psychiatrischen Krankheitsbildern, Störungen des Stoffwechsels verschiedener zentraler Botenstoffe, insbesondere des Noradrenalin- und Serotoninstoffwechsels. Entsprechende Befunde konnten im Liquor (Nervenwasser) bei depressiven Parkinson-Patienten erhoben werden. Inwieweit auch Veränderungen des dopaminergen Stoffwechsels bei diesen Depressionen eine Rolle spielen, wird kontrovers diskutiert: Zum einen zeigte sich, daß sich unter einer L-Dopa-Gabe oder dem Einsatz von Dopaminagonisten depressive Störungen besserten; andere Autoren wiesen zum anderen auf eine Verschlechterung von Depressionen unter einer Therapie mit L-Dopa zumindest bei einzelnen Patienten hin.

Das klinische Bild der Depression bei Parkinson-Patienten entspricht häufiger dem einer ängstlich gehemmten Depression, aber es können auch ängstlich agitierte Phasen auftreten, häufig verbunden mit Angst- und Panikstörungen, bis hin zu klassischen Panikattacken. Gerade diese Angst- und Panikstörungen treten überwiegend in Phasen schlechter Beweglichkeit auf. Die Patienten klagen im Rahmen der depressiven Episoden häufig über Schlafstörungen und ein ausgeprägtes Morgentief mit morgendlichen Anlaufschwierigkeiten. Neben der Adynamie und dem allgemeinen Schwächegefühl werden körperliche Symptome wie uncharakteristischer Schwindel, unklare Muskelschmerzen, diffuse Magen-Darm-Beschwerden genannt. Ferner zeigen sich Störungen von Aufmerksamkeit und Konzentration, aber auch des Denkens; hinzu kommen Interesse- und Initiativeverlust. Diese Symptome werden unter dem Begriff der depressiven Pseudodemenz oder des thymogenen organischen Psychosyndroms zusammengefaßt und müssen von einer zusätzlich beginnenden dementiellen Entwicklung abgegrenzt werden. Im Unterschied zu klassischen endogenen Depressionen berichten die depressiven Parkinson-Patienten eher selten über ein Gefühl der Selbstwertminderung, über Schuldgefühle und Selbstvorwürfe sowie über Wahnideen und Halluzinationen. Sie denken statistisch signifikant häufiger an Selbstmord, geben zu über 90 % Selbstmordgedanken an, aber nur 5 % begehen Selbstmord. Etwa 20 % der Parkinson-Kranken ziehen eine Selbsttötung für den Fall einer Verschlechterung ihres klinischen Zustandsbildes in Betracht.

Die Therapie der Depression bei Parkinson-Kranken unterscheidet sich nicht von den sonst üblichen und bekannten Strategien: Je nach klinischem Zustandsbild erfolgt neben der psychotherapeutischen Führung und Betreuung eine entsprechende medikamentöse antidepressive Behandlung. Bei ängstlich agitierter Symptomatik wird eine Kombination von sedierenden und depressionslösenden Antidepressiva mit angstlösenden Substanzen eingesetzt, bei ängstlich gehemmten Depressionen werden antriebssteigernde Thymoleptika verordnet. Beim Einsatz von Tranquilizern ergeben sich bei depressiven Parkinson-Patienten so gut wie nie Probleme von Gewöhnung, Abhängigkeit und Sucht.

Psychische Auffälligkeiten als Nebenwirkungen der Therapie. Die sogenannte exogen psychotische Symptomatik, die auch als «Dopa-Psychose» bezeichnet wird, kann im Verlauf der medikamentösen Behandlung durch alle Antiparkinson-Medikamente provoziert werden. Ursächlich spielt eine durch die dopaminerge Stimulation entstandene Überaktivität von Nervenzellen im mesolimbischen System eine wesentliche Rolle. Selten kann es auch unabhängig von der medikamentösen Therapie zu spontan auftretenden Psychosen kommen, die jedoch meist nur in geringer Ausprägung und Dauer auftreten.

Das klinische Bild dieser psychotischen Episoden ist vor allem geprägt von optischen Halluzinationen (= Wahrnehmungsstörungen). Seltener finden sich akustische oder sogenannte coenaesthetische Halluzinationen (= körperbezogene Halluzinationen) besonders in Kombination mit Verwirrtheitszuständen und vor allem mit Störungen der zeitlichen Orientierung. Im Vorfeld dieser Episoden berichten die Patienten oft über eine Veränderung der Traumqualität: Sie schildern ihre Träume als lebhafter und farbiger, man spricht von «vivid dreams» (lebendigen Träumen). Diese lebhaften Träume gehen dann allmählich in illusionäre Verkennungen (Wahrnehmungen werden falsch gedeutet) über und dann weiter in die eigentlichen Halluzinationen. Inhaltlich berichten die Patienten in der Mehrzahl vom «Phänomen der Anwesenheit», was bedeutet, daß die Patienten Personen, oft Verwandte, oder auch Tiere wahrnehmen. Die Kranken schildern teilweise szenische Abläufe, die sie in den meisten Fällen nicht als bedrohlich oder angsteinflößend erleben. Es besteht eine gewisse «Ich-Ferne» dieses psychotischen Erlebens, d. h., im Gegensatz zu den Halluzinationen schizophrener Patienten berichten die Parkinson-Patienten oft recht distanziert über diese Wahrnehmungsstörungen. Zu solchen psychotischen Zuständen kommt es bei etwa 10–15 % der Patienten. Diese Störungen treten vermehrt im fortgeschrittenen Alter und Erkrankungsstadium auf und vor allem auch im Zusammenhang mit zusätzlichen cerebralen Erkrankungen (z. B. dementiellen Entwicklungen). Häufig entwickeln sich Psychosen auch im Rahmen körperlicher Erkrankungen wie fieberhafter Infekte (z. B. Lungenentzündungen oder Harnwegsinfekte) oder nach Operationen. Von therapeutischer Seite kommt man in diesen Situationen meist nicht umhin, die Dosis der spezifischen Antiparkinson-

Medikation zu reduzieren und damit zumindest passager eine
Verschlechterung des Bewegungsniveaus in Kauf zu nehmen.
Reicht dieses Vorgehen nicht aus, werden antipsychotisch wirksame Medikamente (Neuroleptika) gegeben, wobei der Einsatz
dieser Psychopharmaka das Bewegungsniveau verschlechtern
kann, insbesondere wenn der Einsatz hochpotenter Substanzen
wie Haloperidol erforderlich ist. Alternativ können «atypische
Neuroleptika» (z. B. Clozapin oder Quetiapin) gegeben werden;
unter diesen Substanzen kommt es zu keiner Verschlechterung
der Beweglichkeit.

Gibt es eine spezifische Parkinson-Persönlichkeitsstruktur? Vor
allem durch Psychoanalytiker wurden bereits in den ersten Jahren des 20. Jahrhunderts spezifische Persönlichkeitsmuster von
Parkinson-Patienten herausgearbeitet: Es wurden vor allem Persönlichkeitszüge der Zwanghaftigkeit und Inflexibilität, eine
Neigung zu Depression und Introversion beschrieben, wobei darauf hingewiesen wurde, daß die Patienten diese Persönlichkeitsakzentuierung bereits vor Erkrankungsbeginn (prämorbid) zeigten. So beschrieb C. D. Camp bereits 1913 Parkinson-Patienten
vor Erkrankungsbeginn als generell besonders fleißig und streb-
sam mit rigiden zwanghaften Persönlichkeitszügen und einer mo-
ralistischen Grundhaltung. G. Cohen-Booth 1935, I. Sands 1943
und M. Mitscherlich 1960 wiesen übereinstimmend auf den
Mangel an Spontaneität, auf die Zurückdrängung aggressiver
Impulse und die Zwanghaftigkeit als typisch für die prämorbide
Persönlichkeitsstruktur der Patienten hin.

Auch in Zwillingsuntersuchungen wurde darauf verwiesen,
daß der erkrankte Zwilling schon in der Kindheit weniger spontan und weniger dominant als der Zwillingspartner gewesen sein
soll. In der Pubertät fanden sich vermehrt Hinweise auf eine
größere Nervosität des Parkinson-Zwillings, und in den Jahren
vor Ausbruch der Erkrankung wird der Parkinson-Zwilling als
weniger aggressiv, ruhiger, unsicherer und schwermütiger im Vergleich zum gesunden Zwilling beschrieben. Neuere Untersuchungen, insbesondere auch in der Zwillingsforschung, konnten
diese Befunde allerdings nicht bestätigen.

Die in den 80er Jahren des letzten Jahrhunderts herausgearbei-
teten Persönlichkeitsmerkmale der Patienten zeigen durchge-
hend auf, daß der Parkinson-Kranke auffallend häufig Nichtrau-
cher oder Abstinenzler ist, daß bei ihm ein geringeres Krebsrisiko
besteht, daß die Patienten sozial auffällig gut angepaßt sind und
– wie schon erwähnt – gehäuft an depressiven Erkrankungen leiden. Eine genaue Analyse dieser Befunde ergab, daß die beschriebenen Persönlichkeitszüge aber eher im Zusammenhang krank-
heitsspezifischer Veränderungen zu sehen sind, eine spezifische
prämorbide Persönlichkeitsstruktur erscheint dagegen eher un-
wahrscheinlich.

Sonstige Begleitsymptome. Eher selten klagen Parkinson-Patienten über eine *Störung des Geruchssinnes.* Meist ist die Geruchs-
wahrnehmung herabgesetzt, was aber von einzelnen Patienten oft
gar nicht wahrgenommen wird und sie auch nicht beeinträchtigt.
Mit Hilfe des «Sniffing-Stick-Tests» konnte jüngst gezeigt werden, daß die Beeinträchtigung des Geruchssinnes beim idiopathischen Parkinson-Syndrom sogar ein Frühsymptom darstellt.
   Ebenfalls zu Beginn der Erkrankung findet man *Störungen der
Augenbeweglichkeit,* die verlangsamte Blickfolge und Sakkadie-
rung (ruckartige Augenbewegung) oder den seltenen Lidschlag.
Diese Störungen sind als Ausdruck der Hypokinese der Augenbeweglichkeit anzusehen. Sehr häufig zeigen Patienten auch zu Beginn
der Erkrankung eine Einschränkung des räumlichen Sehens und
der räumlichen Wahrnehmung.
   Finden sich im Rahmen der neurologischen Untersuchung
Störungen der horizontalen oder vertikalen Blickfolge, so weisen
diese Störungen in der Regel auf Systemüberschreitungen hin
und führen oft zur Diagnose einer Multisystemerkrankung (siehe
S. 14, 55ff.).
   Gleichgewichtsstörungen finden sich im Rahmen der oben dargelegten Kreislaufstörungen (hypotone Dysregulation). Andererseits sind sehr früh die Stell- und Haltereflexe beeinträchtigt, und
es finden sich auch Störungen der Gleichgewichtssteuerung, häufig auch als unspezifischer Schwindel in Streß- und Belastungssituationen.

5. Zur Früherkennung des Parkinson-Syndroms

Die Frühdiagnose des Parkinson-Syndroms erweist sich immer wieder als schwierig und problematisch, weil bei Erkrankungsbeginn häufig ganz unspezifische Symptome und Beschwerden im Vordergrund stehen und die eigentlichen Kardinalsymptome nur ganz gering – wenn überhaupt – vorhanden sind. Zum anderen gibt es derzeit noch keinerlei Laborparameter oder biochemische Tests, Röntgenverfahren oder neurophysiologische Untersuchungen, die die Diagnose der Erkrankung sichern könnten. Aus diesem Grunde kommen der exakten Anamneseerhebung, möglichst unter Einbeziehung der Angehörigen, insbesondere aber der umfassenden klinisch-neurologischen Untersuchung und auch der Verlaufsbeobachtung der Patienten eine wesentliche Bedeutung zu. Bildgebende Verfahren wie die Positronen-Emissions-Tomographie (PET) oder SPECT-Untersuchungen können allerdings in der Abgrenzung des idiopathischen Parkinson-Syndroms von anderen verwandten Störungen (Multisystemerkrankungen) oder anderen neurologischen Krankheiten hilfreich sein.

Aus epidemiologischen Untersuchungen ist bekannt, daß bei bis zu 25 % der Patienten eine falsche Erstdiagnose gestellt wird und daß bei ca. 40 % der Patienten die Erkrankung zunächst überhaupt nicht diagnostiziert wird. Auch aus neuropathologischen Untersuchungen weiß man, daß klinisch ein idiopathisches Parkinson-Syndrom nur bei bis zu 75 % der Patienten korrekt diagnostiziert wird. So ergibt sich die Diagnose häufig erst im Verlauf der klinischen Beobachtungen und setzt sich wie ein Puzzle aus verschiedenen Mosaiksteinchen zusammen.

Zu Beginn der Erkrankung berichten viele Patienten über unspezifische Beschwerden (Tab. 7) wie z. B. eine allgemeine Abgeschlagenheit. Sie erleben sich nicht mehr so leistungsfähig, seien leichter und schneller erschöpfbar, hätten kein Durchhaltevermögen mehr, es fehlten ihnen der von früher bekannte Schwung und Antrieb.

Tab. 7: Uncharakteristische Frühsymptome

- Nachlassen der allgemeinen Leistungsfähigkeit
- verminderte berufliche Belastbarkeit
- Neigung zu depressiven Verstimmungszuständen mit innerer Unruhe, Rückzugs- und Vereinsamungstendenzen
- verminderte Entscheidungsfähigkeit
- Zittern bei emotionaler Belastung
- verminderte Ausdauer bei motorischen Belastungen
- allgemeines Steifigkeitsgefühl
- Beschwerden in Schultergelenken und Oberarmen
- Schmerzen in den Waden und Verkrampfungen der Zehen, LWS-Beschwerden (rezidivierende Lumboischialgien)
- Verarmung von Mimik und Gestik
- Verschlechterung feinmotorischer Leistungen (Schreiben, Stricken, Klavierspielen, Wendebewegungen der Hände)
- Singen weniger gut moduliert
- leicht eingerollte Haltung, leicht gebeugte Arme
- Einschränkung der Mitbewegungen der Arme beim Gehen
- vegetative Störungen: Libidoverlust oder Erektionsstörungen, verstärkter imperativer Harndrang, Obstipation, vermehrter oder verminderter Speichelfluß

Diese Symptome sind zum einen oft schwierig gegenüber einer depressiven Störung abzugrenzen, zum anderen aber auch gegenüber einem «normalen Nachlassen» der Leistungsfähigkeit in einem Lebensalter zwischen 55 und 65 Jahren. Ältere Patienten berichten zusätzlich über Beschwerden, die für dieses Lebensalter nicht untypisch sind: ein Nachlassen von Merkfähigkeit und Gedächtnis, eine allgemeine Verlangsamung mit veränderter Körperhaltung und ein zunehmend kleinschrittig werdendes Gangbild sowie eine geistige Inflexibilität und Schwerfälligkeit.

Sehr häufig stehen auch orthopädische Beschwerden im Vordergrund, wie unspezifische Schulter-Arm-Syndrome und rezidivierende lumboischialgiforme Beschwerden (häufig Hexenschuß) (Tab. 7). Sehr früh zeigen sich auch unspezifische und uncharakteristische vegetative Auffälligkeiten, wie Schlafstörungen, Libidoverlust, Erektionsstörungen, vermehrter imperativer Harndrang, vermehrter oder verminderter Speichelfluß, und jüngst wurde ein vermindertes Riechvermögen (Hyposmie) beschrieben.

Charakteristischer wird die Situation dann, wenn sich einseitig (bei über 75 % der Patienten) diskrete feinmotorische Störungen zeigen, wie ein Kleinerwerden der Schrift (Mikrographie), oder eine Ungeschicklichkeit bei alltäglichen Verrichtungen wie dem Schuhezubinden oder dem Hemdzuknöpfen. Gerade den Angehörigen fallen oft eine diskrete Einschränkung der Mimik (Hypomimie) oder Veränderungen der Stimme (leichte Heiserkeit) oder auch ein eingeschränktes Mitschwingen der Arme beim Gehen viel früher auf, als es der Patient selbst bei sich wahrnimmt. Andererseits sehen wir bei Patienten, bei denen zu Beginn der Erkrankung schon ein Tremor auftritt, daß viel zu häufig die falsch positive Diagnose eines Parkinson-Syndroms gestellt wird, die Patienten aber z. B. an einer Tremorerkrankung wie dem essentiellen Tremor leiden.

Tab. 8: Neurologische Frühzeichen

- Nachziehen eines Beines bei leichter Beugung im Kniegelenk
- Verkürzung der Wechselschritte nach vorne beim Gehen auf der Stelle
- beim Pendeln der Beine kürzerer Ausschlag auf einer Seite
- Mikrographie beim Zahlenschreiben, beim Zeichnen von Spiralbogen enger Abstand von Bogen zu Bogen
- Gestik einseitig betont
- verminderte Mitbewegungen eines Armes beim Gehen
- Heranziehen (Adduktion) der Oberarme an den Körper
- Beugung der Finger im Grundgelenk, Streckung in den End- und Mittelgelenken
- Heranziehen des Daumens an das Zeigefinger-Mittelglied
- eingeschränkte Wechselbeweglichkeit zwischen Mittel- und Ringfinger
- Hypomimie einseitig beginnend
- verlangsamte Wendebewegungen des Kopfes
- verlangsamte Spontanbewegungen und Konvergenzschwäche der Augen
- eintönige Sprachmelodie
- Vokale werden nicht mehr ausreichend moduliert
- Artikulationsschwierigkeiten bei konsonantenreichen Wörtern

---

Aus dieser dargelegten Problematik ist es nicht erstaunlich, daß viele Patienten im Rahmen des diagnostischen Prozesses zuerst einen Internisten oder Orthopäden aufsuchen, bevor sie sich beim Neurologen/Nervenarzt vorstellen.

In jüngster Zeit hat es sich deshalb bewährt, daß die Kardinalsymptome des idiopathischen Parkinson-Syndroms sowohl durch positive, die Diagnose stützende, als auch durch spezifische Ausschlußkriterien ergänzt werden, wie sie im Rahmen der «Parkinson's Disease Society Brain Bank» herausgearbeitet wurden (S. 27f.).

Zur Verlaufsbeurteilung der Erkrankung, insbesondere zur Beurteilung von Veränderungen im Schweregrad, hat es sich als nützlich erwiesen, die klinische Symptomatik mit Hilfe von *Rating-Skalen* zu dokumentieren. In der Regel erfolgt zunächst eine Einteilung des Schweregrades nach der Hoehn-und-Yahr-Skala (1967 und modifiziert 1987).

Tab. 9: Hoehn-und-Yahr-Skala

Stadium I: Symptomatik einseitig, keine bis geringe funktionelle Beeinträchtigung

Stadium II: Symptomatik beidseitig, keine Gleichgewichtsstörungen

Stadium III: Erste Anzeichen von gestörten Stellreflexen: Unsicherheit beim Umdrehen; der Patient kann das Gleichgewicht nicht halten, wenn er, mit geschlossenen Augen stehend, zurückgestoßen wird. Der Patient ist funktionell eingeschränkt, aber teilweise arbeitsfähig. Er kann sich selbst versorgen, ist unabhängig von fremder Hilfe, die Behinderung ist schwach bis mäßig.

Stadium IV: Voll entwickelte, schwer beeinträchtigende Symptomatik; der Patient kann noch gehen und stehen, ist aber stark behindert.

Stadium V: Der Patient ist ohne Hilfe auf Rollstuhl oder Bett angewiesen.

Die einfachste und im klinischen Alltag am häufigsten eingesetzte Rating-Skala ist die *WEBSTER-Rating-Scale* (1968, siehe Anhang S. 116ff.).

Erreicht der Patient 1–10 Punkte im WEBSTER-Score, so spricht man von einem leichten, bei 11–20 Punkten von einem mittelschweren und bei 21–30 Punkten von einem schweren Parkinson-Syndrom.

Die derzeit am häufigsten verwendete umfangreichere Skala ist die dreiteilige *Unified Parkinson's Disease Rating Scale* (UPDRS). Sie umfaßt sowohl die Beurteilung der mentalen Situation als auch der Motorik sowie der Aktivitäten des täglichen Lebens (UPDRS-Score siehe Anhang S. 119f.).

Auf diese Rating-Skala hat man sich gerade im Rahmen wissenschaftlicher Studien international verständigt. Ergänzend wird insbesondere zur Beurteilung der Aktivitäten des täglichen Lebens die Skala nach Schwab und England (1969) eingesetzt (ADL nach Schwab und England, siehe Anhang S. 118).

Ferner werden zur Beurteilung von motorischen Fluktuationen im Tagesablauf vom Patienten regelmäßig Selbstbeurteilungsbogen ausgefüllt, um so ein ständiges Anpassen der spezifischen Medikamente zu erleichtern. Die Anwendung dieser Skalen erfordert selbstverständlich vom Untersucher Training und Erfahrung, um zuverlässige Befunde zu gewährleisten.

6. Zusatzuntersuchungen

Die nachfolgend dargelegten Untersuchungen können die Diagnose eines Parkinson-Syndroms nur stützen, spielen aber eine wesentliche Rolle in der Abgrenzung zu anderen neurologischen Erkrankungen, die mit einem ähnlichen Krankheitsbild einhergehen, oder zu Systemüberschreitungen im Sinne von Multisystemerkrankungen.

Neurophysiologische Zusatzdiagnostik. Neurophysiologische Zusatzuntersuchungen wie die Messung der peripheren Nervenleitgeschwindigkeit oder die Ableitung eines EMGs (Elektromyographie) sind hilfreich in der Abgrenzung von Störungen der peripheren Nerven, wie z.B. einem Polyneuropathie-Syndrom, das ebenfalls das Gehen beeinträchtigen kann.

Die evozierten Potentiale wie das SEP oder die Magnetstimulation erweisen sich als hilfreich in der Beurteilung der langen auf- und absteigenden Nervenbahnen. Diese Untersuchungen, wie auch die visuell und akustisch evozierten Potentiale oder auch das EEG und die Ableitung des Blinkreflexes, liefern keine für die Parkinson-Diagnose spezifischen Aussagen, geben aber Hinweise auf andere Funktionsstörungen.

Neuroradiologische Untersuchungsverfahren. Auch die *craniale Computertomographie* und die *Kernspintomographie* sind im Verlauf der Diagnostik des idiopathischen Parkinson-Syndroms vor allem zum Ausschluß anderer Hirnerkrankungen, wie dem Normaldruckhydrocephalus, zum Ausschluß von Durchblutungsstörungen, von Hirntumoren oder Groß- und Kleinhirnatrophien (Kleinhirnschrumpfung) von Bedeutung. Mit Hilfe der Kernspintomographie lassen sich bei Multisystematrophien spezifische Veränderungen der Basalganglien nachweisen (siehe S. 56).

Funktionelle bildgebende Verfahren. Im Rahmen der funktionellen bildgebenden Verfahren stehen derzeit zwei Untersuchungsmöglichkeiten zur Verfügung: zum einen die *Single-Photon-Emissions-Computer-Tomographie* (SPECT) und zum anderen die *Positronen-Emissions-Tomographie* (PET).

Mit Hilfe der PET-Untersuchung lassen sich mit verschiedenen radioaktiv markierten Trägersubstanzen die Speicherkapazität des Streifenkörpers für Dopamin und auch die Funktionsfähigkeit der dopaminergen Rezeptoren bildlich darstellen. Es konnte nachgewiesen werden, daß bei Patienten mit einem idiopathischen Parkinson-Syndrom die Speicherkapazität für Dopamin abhängig ist von der Dauer und der Ausprägung der Erkrankung. Dieses sehr aufwendige Untersuchungsverfahren steht derzeit noch nicht für die Routinediagnostik zur Verfügung. In jüngster Zeit werden die PET-Untersuchungen im Verlauf pharmakologischer Studien zur Beurteilung der Dynamik des Erkrankungsverlaufes herangezogen.

Mit der weniger aufwendigen SPECT-Untersuchung kann zum einen mit einem radioaktiven Marker (123 I-Beta-CIT) die Dopaminspeicherkapazität präsynaptischer Nervenzellen (vgl. S. 17) im Striatum beurteilt werden, und zum zweiten sind bei Verwendungen des Markers 123 I-Jodo-Benzamid (IBZM) Aussagen über die Zahl der postsynaptischen Rezeptoren möglich. Patienten mit einem idiopathischen Parkinson-Syndrom weisen eine normale Zahl dopaminerger postsynaptischer Rezeptoren auf, bei Patienten mit Multisystemerkrankungen dagegen ist die Zahl der postsynaptischen dopaminergen Rezeptoren vermindert.

Pharmakologische Tests

L-Dopa-Test und Apomorphin-Test. Charakteristisch für das idiopathische Parkinson-Syndrom ist, daß die klinische Symptomatik von Beginn an gut auf die L-Dopa-Gabe oder auf einen Dopaminagonisten anspricht; dies macht man sich im Rahmen der pharmakologischen Tests wie dem L-Dopa-Belastungstest und dem Apomorphin-Test zunutze.

Beim *L-Dopa-Belastungstest* wird der Patient zunächst klinisch-neurologisch insbesondere im Hinblick auf die Feinbeweglichkeit untersucht und der Befund mit Hilfe von Rating-Skalen (siehe S. 116ff.) dokumentiert. Danach erhält der Patient nach eventueller Vorbehandlung mit Domperidon (3 x 20 mg Motilium) 200 mg L-Dopa (zum Beispiel 250 mg Madopar LT) auf nüchternen Magen, und nach ca. 30 Minuten erfolgt eine erneute Untersuchung, in der das Ansprechen auf L-Dopa beurteilt wird.

Beim sogenannten *Apomorphin-Test* erhält der Patient nach der entsprechenden Voruntersuchung und Vorbehandlung mit 3 x 20 mg Domperidon 2 mg Apomorphin subcutan (unter die Haut) gespritzt, und im Verlauf von 10–20 Minuten ist ein Ansprechen auf diese Apomorphingabe zu dokumentieren. Der Patient wird vor allem wegen möglicher Nebenwirkungen des Apomorphins wie Übelkeit, Erbrechen und Blutdruckabfall entsprechend ärztlich überwacht. Aufgrund dieser Probleme sollte der Apomorphintest nur unter stationären Bedingungen durchgeführt werden.

Zeigt sich im L-Dopa-Test oder im Apomorphin-Test eine Verbesserung der klinischen Symptomatik, so ist auch ein positiver Effekt im Rahmen der therapeutischen Strategien über einen längeren Zeitraum zu erwarten.

7. Abgrenzung des M. Parkinson gegenüber verwandten Erkrankungen (Differentialdiagnose)

Mit dem bisher beschriebenen klassischen idiopathischen Parkinson-Syndrom können andere parkinsonähnliche Krankheitsbilder leicht verwechselt werden, speziell in der Anfangszeit dieser

Störungen. Es bedarf deshalb einer eingehenden Diagnostik, um diese verschiedenen Krankheitsbilder voneinander abzugrenzen, weil sich daraus unterschiedliche Behandlungsstrategien ergeben (Tab. 10).

Ein solches parkinsonähnliches Krankheitsbild, das auch als *Parkinsonoid* (medikamentöses Parkinson-Syndrom) bezeichnet wird, kann durch die Einnahme von Medikamenten hervorgerufen werden. Hierzu zählen vor allem die in der Psychiatrie eingesetzten Neuroleptika (z. B. Haloperidol), aber auch Substanzen, die zur Senkung eines erhöhten Blutdrucks eingesetzt werden (reserpinhaltige Medikamente), oder auch Calcium-Antagonisten (wie Flunarizin), die in der Behandlung von Schwindelzuständen eingesetzt werden. Bei den meisten Patienten bildet sich nach Absetzen dieser Medikamente die Parkinson-Symptomatik wieder zurück. Allerdings kann bei einem Teil der Patienten durch diese Stoffe ein klassisches Parkinson-Syndrom schon zu einem früheren Zeitpunkt provoziert werden.

Ob ein parkinsonähnliches Syndrom durch Hirndurchblutungsstörungen (arteriosklerotisches Parkinson-Syndrom) ausgelöst werden kann, ist nach wie vor umstritten. Verschiedene Untersuchungen zur Häufigkeit eines gefäßbedingten Parkinson-Syndroms ergaben nur einen relativ geringen Anteil von ca. 5 %. Häufiger findet man vielfältige kleine abgelaufene Durchblutungsstörungen, die vor allem in tieferen Hirnschichten unterhalb der Großhirnrinde (subcortikal) lokalisiert sind; diese mit einer Parkinson-Symptomatik einhergehenden Veränderungen werden deshalb als *subcortikale vaskuläre Encephalopathie* oder *Morbus Binswanger* (benannt nach dem Nervenarzt O. Binswanger, 1852–1929) bezeichnet. Diese Patienten weisen ein breitbasiges, unsicheres, kleinschrittiges Gangbild (ataktische Gangstörung) auf, verbunden mit einer Fallneigung. Hinzu kommen unsystematischer Schwindel, Benommenheit und häufig Harninkontinenz. Von psychischer Seite findet man Aufmerksamkeitsstörungen, Interesselosigkeit, aber auch vermehrte Reizbarkeit (Dysphorie), gehemmt depressive Zustandsbilder und vor allem nächtliche Verwirrtheitszustände. Kennzeichnend ist, daß das klinische Bild in seiner Ausprägung von Tag zu Tag erheblich schwankt und sich im Krankheitsverlauf immer wieder plötzliche Verschlechterungen einstellen. Die medikamentösen Behandlungsmöglichkeiten sind minimal, weshalb die pflegerische Versorgung und Betreuung der Patients zunehmend in den Vordergrund rückt.

Tab. 10: Differentialdiagnose parkinsonähnlicher Krankheitsbilder

---

- medikamentös bedingtes Parkinson-Syndrom = Parkinsonoid
- arteriosklerotisches Parkinson-Syndrom
- Parkinson-Syndrom nach Schädelhirnverletzungen
- Parkinson-Syndrom bei Hirntumoren
- Parkinson-Syndrom nach Vergiftungen und bei Stoffwechselstörungen
- Parkinson-Syndrom nach Hirnentzündungen
- parkinsonähnliches Bild bei Normaldruckhydrocephalus

Parkinson-Syndrome nach Schädelhirnverletzungen findet man häufig bei Motorradfahrern nach Verkehrsunfällen oder bei Boxern (z. B. Muhammed Ali). Meist weisen diese Patients weitere neurologische Auffälligkeiten auf und profitieren nur gering von den parkinsonspezifischen Medikamenten. Bei ihnen bestimmen umfangreiche neurorehabilitative Maßnahmen die Behandlungsstrategie.

In seltenen Fällen kann eine Parkinson-Symptomatik auch durch einen Hirntumor (z. B. nahe der Mittellinie gelegene Meningeome oder Kleinhirnbrückenwinkeltumore) hervorgerufen werden. Im Rahmen der Diagnostik sollte deshalb immer eine Computer- oder Kernspintomographie zum Ausschluß solcher Ursachen durchgeführt werden. Neurochirurgische Interventionen bestimmen hier das therapeutische Vorgehen.

Parkinson-Syndrome nach Vergiftungen (Kohlenmonoxid, Mangan, MPTP) oder im Rahmen von Stoffwechselerkrankungen, wie bei Störungen des Kupferstoffwechsels (M. Wilson) oder des Calciumstoffwechsels (M. Fahr), findet man heutzutage ebenso wie Parkinson-Syndrome nach Hirnentzündungen (postencephalitisches Parkinson-Syndrom, z. B. bei AIDS, oder nach Herpesinfektionen) sehr selten.

Die bildgebenden Untersuchungsverfahren sind auch in der

Diagnostik des *Normaldruckhydrocephalus* von großer Bedeutung. Diese Patienten weisen eine krankhafte Erweiterung der inneren Hirnkammern bei engen cortikalen Hirnwindungen auf, und sie zeigen spezifische, parkinsonähnliche Störungen: kleinschrittiges, breitbasiges Gangbild, am Fußboden klebend, eine dementielle Entwicklung, häufig mit ängstlich-agitierten Verwirrtheitszuständen und vor allem Blasenstörungen (vermehrter Harndrang, Harninkontinenz). Diese Erkrankung tritt meist bei älteren Menschen jenseits des 70. Lebensjahres auf. Bessert sich das klinische Bild nach einer Entlastungspunktion von 40–50 ml Nervenwasser (Liquor), so kann diesen Patienten eine Shuntoperation mit der Einpflanzung eines Ventrikelkatheters zur Ableitung des Nervenwasserüberdrucks in die Bauchhöhle oder den rechten Vorhof des Herzens empfohlen werden.

Schließlich können Parkinson-Syndrome auch bei genau definierten *Multisystemerkrankungen* (mehrere Zentren im Gehirn sind betroffen) auftreten. Im einzelnen werden folgende Krankheitsbilder differenziert:

Tab. 11: Einteilung der Multisystemerkrankungen

- progressive supranukleäre Blickparese (PSP)
  (Steele-Richardson-Olszewski-Syndrom)
- Multisystematrophie
  – vom sporadischen olivoponto-cerebellären Typ (OPCA)
  – vom striato-nigralen Degenerationstyp (SND)
- cortiko-basale Degeneration (CBGD)
- diffuse Lewykörperchen-Erkrankung

Progressive supranukleäre Blicklähmung. Die Symptome der Erkrankung bestehen in einer vertikalen Blicklähmung meist nach unten, einer Hypokinese und Rigidität sowie einer Stand- und Gangunsicherheit mit Fallneigung nach hinten. Häufig weisen die Patienten zusätzlich Sprach- und Schluckstörungen sowie eine dementielle Entwicklung auf. Die Patienten zeigen nicht die für den Morbus Parkinson typische eingerollte Haltung, sondern vielmehr einen aufrechten Gang mit einer Überstreckung im Nacken. Die vertikale Blicklähmung führt zu diffusen Seh- und

Lesestörungen, unter denen die Patienten sehr leiden. Ein Teil der Betroffenen weist zusätzlich psychiatrische Auffälligkeiten auf, wie leichte Erregbarkeit und aggressive Impulse, Affektlabilität bis Affektinkontinenz (die Patienten können ihre Affekte nicht mehr steuern und kontrollieren, brechen z. B. situationsunabhängig, inadäquat in Tränen aus). Die Erkrankung tritt meist zwischen dem 55. und 60. Lebensjahr auf, Männer sind häufiger betroffen als Frauen.

Die Diagnose der Erkrankung ist oft sehr schwierig und ergibt sich erst aus dem Verlauf. In der Magnetresonanztomographie lassen sich Atrophiezeichen der Mittelhirnregion nachweisen, oft verbunden mit einer gering ausgeprägten Großhirnatrophie. Bei den SPECT-Untersuchungen findet sich im Gegensatz zu den klassischen Parkinson-Patienten eine verminderte Dopamin-D2-Rezeptordichte im Streifenkörper. Die Prognose dieser Erkrankung ist wesentlich schlechter als die des Parkinson-Syndroms, da die Behandlungsmöglichkeiten derzeit noch sehr enttäuschend sind. Die Patienten sprechen in der Regel nicht oder nur sehr ungenügend und kurzzeitig auf eine Behandlung mit L-Dopa oder Dopaminagonisten an. In einzelnen Fällen wird eine Verbesserung unter Amantadinsalzgabe und unter Amitryptilin beobachtet, wobei diese positiven Effekte meist nur kurze Zeit andauern. Nach etwa fünf Jahren Krankheitsdauer ist bereits die Hälfte der Patienten verstorben.

Atypische Parkinson-Syndrome bei Multisystematrophie. Die Multisystematrophie ist klinisch charakterisiert durch die Kombination einer Parkinson-Symptomatik mit zentral bedingten vegetativen Regulationsstörungen. Hinzu kommen weitere neurologische Ausfälle wie Pyramidenbahnzeichen oder Kleinhirnschädigungen, und aufgrund dieser Zusatzsymptomatik werden zwei Erkrankungsformen definiert:

1. die *Multisystematrophie vom striato-nigralen Degenerationstyp*
   und

2. die *Multisystematrophie vom sporadischen olivoponto-cerebellären Typ.*

Der Erkrankungsbeginn liegt meist zwischen dem 50. und 60. Lebensjahr, und auch bei diesen Störungen sind Männer etwas häufiger betroffen als Frauen. Zu Beginn der Erkrankung stehen oft die vegetativen Störungen wie Harninkontinenz oder Impotenz beim Mann im Vordergrund. Im weiteren Verlauf entwickeln sich zusätzlich Schwindel und Synkopen (Kollapszustände) aufgrund der orthostatischen hypotonen Dysregulation (Blutdruckabfall), wobei ein Teil der Patienten im Liegen eher erhöhte Blutdruckwerte im Sinne eines Bluthochdrucks aufweisen kann. Die Patienten leiden ferner unter einer Wärme- und Kälteempfindlichkeit, nachts im Schlaf unter ausgeprägtem Schnarchen sowie einem charakteristischen inspiratorischen Stridor. Von psychiatrischer Seite findet sich auch hier eine Affektinkontinenz. Patienten mit einer Multisystematrophie erleiden allerdings nur sehr selten eine dementielle Entwicklung. Die Patienten zeigen frühzeitig eine ausgeprägte Kopfneigung nach vorne (*Antecollis*), ein breitbasiges Gang- und Standbild, verbunden mit einer Fallneigung. Auch die Prognose der Multisystematrophien ist schlecht. Die Parkinson-Symptomatik spricht nur sehr ungenügend auf L-Dopa an. Die Patienten zeigen unter dieser Behandlung sehr früh ausgeprägte Dyskinesien (Überschußbewegungen), vor allem im Kopf- und Nackenbereich. Etwa ein Drittel der Patienten profitiert allerdings von L-Dopa, so daß ein entsprechender Behandlungsversuch in jedem Fall gemacht werden sollte. Zusätzlich wird man versuchen, die vegetative Begleitsymptomatik mit ausreichender Flüssigkeitszufuhr, elastischen Stützstrümpfen und medikamentös mit Midodrin oder Fluocortison zu behandeln. In der Krankengymnastik wird man das Hauptaugenmerk auf die Schulung der Stell- und Haltereflexe legen.

Cortiko-basale Degeneration. Bei dieser Erkrankung zeigt sich klinisch ein akinetisch-rigides Syndrom mit dem charakteristischen «Alien-hand-limb-Phänomen»: eine Wahrnehmung, bei der der Patient einen spezifischen Körperteil wie z.B. einen Arm oder ein Bein als körperfremd, als nicht zu ihm gehörend erlebt. Charakteristisch ist, daß diese Erkrankung in der Regel einseitig beginnt und innerhalb von Monaten oder Jahren auf die andere Seite übergreift. Zusätzlich finden sich Pyramidenbahnzeichen, dystone Störungen, ein Aktions- und Haltezittern sowie ein stimulusinduzierbarer Myoklonus.

Diese Multisystemerkrankung ist außerordentlich selten. Männer und Frauen sind gleich häufig betroffen, der Erkrankungsbeginn liegt etwa um das 60. Lebensjahr. Charakteristisch ist, daß die Patienten von Beginn an weder auf L-Dopa noch auf sonstige parkinsonspezifische Behandlungsversuche ansprechen. Das Aktionszittern und die Myoklonien können sich unter Clonazepam-Gabe bessern, der erhöhte Muskeltonus läßt sich durch Baclofen-Gabe mildern. Durchschnittlich nach 3 – 5 Jahren sind die Patienten aber aufgrund der ausgeprägten Rigidität und der dadurch hervorgerufenen Immobilität schwerst pflegebedürftig.

Lewykörperchen-Erkrankung. Die diffuse Lewykörperchen-Krankheit wurde erst in jüngster Zeit als eigenständiges Krankheitsbild abgegrenzt und beschreibt Patienten mit dementieller Entwicklung in Kombination mit einer Parkinson-Symptomatik. Das Krankheitsbild ist charakterisiert durch eine rasch wechselnde Palette vielfältiger Symptome sowohl von seiten der Bewegungsabfolge als auch von psychischen Auffälligkeiten. Die Störungen des Bewegungsablaufes sind meist gering ausgeprägt. Häufig tritt ein milder parkinsontypischer Ruhetremor auf. Charakteristisch sind psychotische Episoden in wechselnder Intensität und Dauer: Es zeigt sich ein buntes Bild von meist visuellen, teilweise auch akustischen Halluzinationen, aber auch von deliranten Verwirrtheitspsychosen und paranoiden Episoden. Die Patienten sprechen motorisch recht gut auf die L-Dopa-Gabe an, allerdings kommt es hierunter häufig zu einer Akzentuierung der psychotischen Symptomatik. Auf der anderen Seite reagieren diese Patienten ausgesprochen empfindlich und mit schweren Nebenwirkungen auf die Gabe von Neuroleptika. Es liegen jetzt einige Hinweise vor, daß Patienten mit einer Lewykörperchen-Erkrankung recht gut auf die Gabe von Cholinesterase-Hemmern ansprechen.

Eine exakte Diagnosestellung ist nur neuropathologisch möglich. Hierbei finden sich diffuse Lewyeinschlußkörperchen im

Bereich der gesamten Großhirnrinde wie auch in den tiefergelegenen subkortikalen Strukturen.

Die Erkrankung weist einen chronisch progredienten Verlauf ähnlich der Alzheimer-Krankheit auf, wobei im Frühstadium vor allem rasch wechselnde Aufmerksamkeitsstörungen sowie Auffälligkeiten in der Planung und im Handlungsablauf dominieren, während die Gedächtnisfunktionen noch weitgehend intakt sind.

VI. Die aktuellen Behandlungsmöglichkeiten des Parkinson-Syndroms

Die Behandlung des Morbus Parkinson erfordert einen komplexen ganzheitlichen therapeutischen Ansatz. Da derzeit – wie oben aufgezeigt – die Ursachen des idiopathischen Morbus Parkinson noch immer nicht bekannt sind, ist gegenwärtig nur eine rein symptomatische Behandlung möglich. Die Behandlungsstrategien müssen ständig dem wechselnden klinischen Bild angepaßt werden, insbesondere um den komplexen körperlich-seelischen Interaktionen gerecht zu werden; dabei sind spezifische Faktoren wie Lebensalter, zusätzliche Begleiterkrankungen, persönliche Lebenssituation (Beruf), bisherige Erfahrungen mit den Medikamenten (Wirksamkeit, Verträglichkeit) zu berücksichtigen.

Die *Behandlungsstrategien* umfassen im einzelnen:

1. *Medikamentöse Therapie* (in der Regel eine Kombinationsbehandlung mit verschiedenen Pharmaka)
2. *Physio- und ergotherapeutische Maßnahmen* (Krankengymnastik, Feinbeweglichkeitsschulung)
3. *Psychotherapeutische Führung* der Patienten (wenn möglich unter Einbeziehung der Angehörigen)
4. *Sprachtherapie*
5. *Ergänzende Verfahren* (z. B. diätetische Ansätze)
6. *Operative Verfahren* (strukturelle und funktionelle Stereotaxie, Transplantationsverfahren).

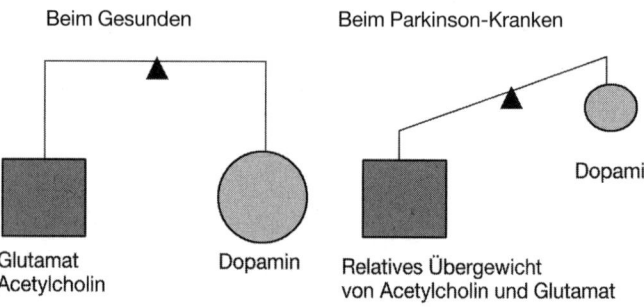

Abb. 4: Ungleichgewicht zwischen Glutamat/Acetylcholin und Dopamin

I. Medikamentöse Therapie

Im Zentrum der Therapie des idiopathischen Parkinson-Syndroms steht nach wie vor die medikamentöse Behandlung. Gegenwärtig stehen im wesentlichen sechs verschiedene Medikamentengruppen zur Verfügung. Ziel der medikamentösen Behandlung ist auf biochemischer Ebene ein Ausgleich des dopaminerg-cholinerg/glutamatergen Ungleichgewichts (Mangel an Dopamin führt zu einem relativen Übergewicht von Acetylcholin und Glutamat), vor allem durch eine Verbesserung der dopaminergen Stoffwechselsituation (Abb. 4 und Tab. 12).

Tab. 12: Medikamente zur Behandlung des Parkinson-Syndroms

a) Anticholinergika	f) ergänzende Medikamente:
b) Dopaminagonisten	Beta-Rezeptorenblocker
c) L-Dopa	Primidon
d) MAO-B-Hemmstoffe	Antidepressiva
e) COMT-Hemmer	Neuroleptika

Anticholinergika. Bereits im 19. Jahrhundert wurde die anticholinerge Wirkung von Belladonna-Extrakten in der Behandlung des Parkinson-Syndroms genutzt. 1946 wurde dann das erste synthetische Anticholinergikum in die Therapie eingeführt. Die

Anticholinergika wirken auf alle drei Kardinalsymptome der Erkrankung, aber nur in sehr schwacher Form; eine Verbesserung der Symptome wird nur um etwa 20% erreicht. Vor allem bei älteren Patienten werden die Anticholinergika aufgrund von möglichen psychischen Nebenwirkungen wie Gedächtnisstörungen, Verwirrtheitszuständen, Halluzinationen oder Psychosen derzeit nur noch sehr begrenzt eingesetzt: so zu Beginn der Erkrankung, wenn der Tremor im Vordergrund steht, ferner bei schweren vegetativen Störungen wie einem ausgeprägten Speichelfluß oder bei den vor allem nachts auftretenden diffusen Schweißausbrüchen; ergänzend können sie auch bei einer sehr ausgeprägten Muskelsteifigkeit (*Rigor*) gegeben werden.

An Nebenwirkungen treten meist zu Beginn der Behandlung Mundtrockenheit, teilweise Sehstörungen, Harnentleerungsstörungen (häufig bei Männern mit Prostatavergrößerung), eine Verstärkung der Obstipationsneigung und eine Pulsbeschleunigung auf. Auch bei solchen Nebenwirkungen dürfen die Anticholinergika nur langsam ausschleichend abgesetzt werden, da sich sonst eine klassische Entzugssymptomatik mit Schweißausbrüchen, Herzrasen, Angst- und Panikzuständen entwickeln kann. Anticholinergika dürfen nicht eingesetzt werden bei Patienten mit einem Engwinkelglaukom (Grüner Star), bei Prostata-Adenom mit Restharnbildung sowie bei mechanischen Hindernissen im Darmtrakt bzw. bei Darmerweiterungen sowie bei Patienten mit schweren Herzrhythmusstörungen.

Beispiele für Anticholinergika: Biperiden (Akineton®), Bornaprin (Sormodren®), Metixen (Tremarit®) (siehe Anhang S. 123).

NMDA-Antagonisten. In dieser Substanzgruppe werden die *Amantadine* (Amantadinhydrochlorid und Amantadinsulfat sowie Memantinhydrochlorid) sowie *Budipin* zusammengefaßt. Diese Medikamente verbessern die Parkinson-Symptomatik um etwa 20–30%. Die Amantadine werden zu Beginn der Behandlung vor allem bei jüngeren Patienten in der Monotherapie eingesetzt und in späteren Behandlungsstadien als ergänzende Therapie in der Kombination mit L-Dopa gegeben, zur Verbesserung der motorischen Situation und der Wirkungsschwankungen.

Amantadinsulfat ist die einzige Substanz, die gegenwärtig parenteral (als Infusion) verabreicht werden kann. Amantadinsulfat hat sich auch in der Notfallbehandlung von akinetischen Krisen bewährt. In jüngster Zeit werden zusätzlich zellschützende Effekte der Amantadine diskutiert: Es konnte im Langzeitverlauf eine verbesserte Überlebensrate der Patienten unter der Behandlung mit Amantadinen beobachtet werden. Neuerdings konnte auch nachgewiesen werden, daß die Amantadine die unwillkürlichen Überschußbewegungen (Peak-dose-Dyskinesien) abschwächen.

An Nebenwirkungen werden bei den Amantadinen vor allem die bläulich-livide Hautverfärbung (*Livedo reticularis*) beobachtet, ferner Ödeme, meist im Bereich der Beine, die sich sehr schlecht behandeln lassen. Auch niedriger Blutdruck, Mundtrockenheit, Harnentleerungsstörungen, innere Unruhe sowie psychische Auffälligkeiten wie Halluzinationen und Psychosen treten als Nebenwirkungen auf. Die Amantadine dürfen nicht eingesetzt werden bei Anfallsleiden, Verwirrtheitszuständen, schweren Leber- und Nierenerkrankungen und bei Schwangerschaften.

Aus dieser Substanzgruppe hat sich das Budipin in der Behandlung von tremordominanten Parkinson-Syndromen gut bewährt. Allerdings wurden jüngst EKG-Veränderungen mit QT-Verlängerungen und schweren Herzrhythmusstörungen (Torsade-de-Pointes-Tachycardien) beobachtet, so daß diese Substanz nur unter engmaschigen EKG- und Elektrolytkontrollen eingesetzt werden kann.

Beispiele für NMDA-Antagonisten sind Amantadinsulfat (PK-Merz®), Budipin (Parkinsan®) (siehe Anhang S. 123).

Dopaminagonisten. Zur Gruppe der Dopaminagonisten gehören Substanzen, die direkt an den D1- und D2-Rezeptoren der Postsynapse andocken (vgl. S. 17). Nach ihrer chemischen Struktur lassen sich die Dopaminagonisten in Ergotderivate und in Nicht-Ergolinderivate einteilen. Zu den Ergotderivaten gehören Substanzen wie Bromocriptin, α-Dihydroergocriptin, Lisurid, Pergolid und Cabergolin, zu den Nicht-Ergolinderivaten zählen

Ropinirol und Pramipexol. Die Dopaminagonisten zeichnen sich durch einen spezifischen direkten Wirkeffekt am postsynaptischen D_2-Rezeptor und teilweise auch am D_1-Rezeptor aus; ein Teil der Stoffe entfaltet auch antagonistische Wirkungen. Ferner unterscheiden sich die Dopaminagonisten im Hinblick auf die Verweildauer im Plasma (Plasmahalbwertszeit) und in bezug auf unerwünschte Nebenwirkungen.

Derzeit sind die Dopaminagonisten Bromocriptin, Dihydroergocriptin, Pergolid, Cabergolin, Pramipexol und Ropinirol für eine Monotherapie in Deutschland zugelassen (siehe Anhang S. 123). Da die Substanzen alle Kardinalsymptome der Erkrankung beeinflussen und Langzeitprobleme (Fluktuationen, Dyskinesien) hinausschieben können, werden die Dopaminagonisten bei Patienten mit guter Lebensqualität und einem Lebensalter unter 70 Jahren in der Frühphase der Erkrankung als alleinige Behandlung eingesetzt. In frühen Krankheitsstadien (Hoehn und Yahr I–II) erwies sich dabei die Monotherapie mit Dopaminagonisten über einen Zeitraum von 5 Jahren einer L-Dopa-Behandlung als ebenbürtig.

Sämtliche Dopaminagonisten sind für eine Kombinationsbehandlung mit L-Dopa zugelassen. Es konnte nachgewiesen werden, daß die frühe Kombination von Dopaminagonisten mit L-Dopa signifikant seltener zu motorischen Langzeitproblemen (Dyskinesien, Fluktuationen der Beweglichkeit) führt, verglichen mit einer L-Dopa-Monobehandlung. Zudem kommt es zu einer guten Verbesserung der klinischen Symptomatik, und es konnte in der Kombinationstherapie L-Dopa eingespart werden. Auch in den Spätstadien der Erkrankung kann durch die Kombination von Dopaminagonisten mit L-Dopa eine Verminderung der Wirkungsfluktuationen erreicht werden, verbunden mit einer signifikanten Verlängerung der On-Phasen. Dopaminagonisten zeigen auch einen günstigen Effekt auf nächtliche Off-dose-Dystonien. Diese positiven Effekte bleiben auch über einen mehrjährigen Behandlungszeitraum erhalten.

Einen weiteren Ansatzpunkt der Optimierung der Behandlung von Patienten mit ausgeprägten Dyskinesien und Fluktuationen stellt die sogenannte Hochdosistherapie mit Dopaminagonisten dar. Für Bromocriptin (Tagesdosis bis 100 mg), Lisurid (bis 5 mg), Ropinirol (bis 48 mg) und Pergolid (bis 16 mg) zeigen die Daten, daß sich bei ausgewählten Patienten Dyskinesien und Fluktuationen verbessern und so die L-Dopa-Dosis reduziert werden kann.

Die Dopaminagonisten müssen im Hinblick auf mögliche Nebenwirkungen langsam einschleichend vorsichtig aufdosiert werden. So können unerwünschte Wirkungen wie Magen-/Darmunverträglichkeiten und hypotone Kreislaufstörungen (niedriger Blutdruck) vermieden werden. Weitere unerwünschte Wirkungen sind Herzrhythmusstörungen, Libidosteigerungen/-minderungen wie auch Halluzinationen und Psychosen. In seltenen Fällen kommt es unter der Gabe von Ergotderivaten zu Pleuritis, Lungen-/Pleurafibrosen sowie einem Raynaud-Phänomen.

Insgesamt gesehen weisen die jetzt vorliegenden klinischen Studien darauf hin, daß die neueren Dopaminagonisten wie Pergolid, Cabergolin oder auch Ropinirol und Pramipexol weniger Nebenwirkungen hervorrufen als die alteingeführten Substanzen.

Die Dopaminagonisten dürfen nicht eingesetzt werden bei schweren arteriellen Durchblutungsstörungen und bei einem ausgeprägten hirnorganischen Psychosyndrom mit Verwirrtheitszuständen oder Psychosen.

Zum gegenwärtigen Zeitpunkt ist es nicht möglich, eine Empfehlung zu geben, in welcher Phase der Erkrankung welcher Dopaminagonist ausgewählt und eingesetzt werden sollte. Die Auswahl der jeweiligen Substanz richtet sich vor allem nach den bisherigen Erfahrungen des Therapeuten und ein Stück weit auch nach möglichen Nebenwirkungen der dopamimetischen Behandlung.

Zu den Dopaminagonisten im einzelnen

Bromocriptin. Bromocriptin ist der am längsten bekannte Dopaminagonist und wurde bereits vor über 25 Jahren in die Therapie eingeführt. Bromocriptin ist sowohl für die Monotherapie als auch für die Kombination mit L-Dopa zugelassen. Die Tagesdosis liegt zwischen 7,5 – 15 mg. Gerade in der Kombinationsbehandlung werden im Langzeitverlauf weniger motorische Spätkomplikationen beobachtet, und auch bereits bestehende Fluktuationen können durch diese Kombinationsbehandlung vermindert werden. Im Tierversuch konnten auch neuroprotektive Wirkungen und damit eine Verlangsamung des Erkrankungsprozesses nachgewiesen werden. An Nebenwirkungen werden unter Bromocriptin am häufigsten Übelkeit und niedriger Blutdruck (Hypotension) beobachtet.

Lisurid. Lisurid ist in Deutschland zur Kombinationsbehandlung mit L-Dopa zugelassen; die Substanz hat eine relativ kurze Serumhalbwertszeit, wirkt aber wohl am Rezeptor länger. Lisurid sollte ebenfalls langsam eindosiert werden, wobei die empfohlene Tagesdosis zwischen 0,6 – 1,6 mg/Tag liegt. An Nebenwirkungen werden am häufigsten Übelkeit, Erbrechen, Hypotonie und Schwindel beobachtet sowie von psychischer Seite, insbesondere bei zu rascher Aufdosierung, Alpträume, Halluzinationen und Verwirrtheitszustände. Auch für Lisurid gilt in der Kombinationsbehandlung, daß es motorische Spätkomplikationen hinausschieben bzw. schon bestehende Störungen verbessern kann.

α-Dihydroergocriptin. Die Substanz ist in Deutschland sowohl für die Monotherapie als auch für die Kombinationstherapie zugelassen. Im Vergleich zu Lisurid und Bromocriptin weist Dihydroergocriptin eine deutlich längere Plasmahalbwertszeit mit ca. 16 Stunden auf. Die Substanz scheint besser verträglich zu sein und weniger Nebenwirkungen wie Übelkeit, Erbrechen, Schlaflosigkeit, Schwindel, insbesondere aber auch weniger Halluzinationen und Verwirrtheitszustände hervorzurufen. Aufgrund der guten Verträglichkeit kann Dihydroergocriptin rascher aufdosiert werden. Die mittlere Tagesdosis liegt zwischen 60 – 80 mg, und in Einzelfällen ist auch eine Aufdosierung bis zu 120 mg sinnvoll. Auch für Dihydroergocriptin konnten im Tierversuch neuroprotektive Effekte nachgewiesen werden.

Pergolid. Pergolid zeichnet sich durch einen stimulierenden Effekt an den D1- und D2-Rezeptoren aus und kommt damit dem Wirkprofil des L-Dopa von allen Dopaminagonisten am nächsten. Durch die relativ lange Halbwertszeit von 12–16 Std. ist eine günstige kontinuierliche Rezeptorstimulation möglich. Pergolid ist sowohl zur Mono- wie auch zur Kombinationstherapie mit L-Dopa zugelassen. Die Aufdosierung erfolgt sehr langsam, die mittlere Tagesdosis liegt zwischen 4–6 mg, und in Einzelfällen ist auch eine «Hochdosistherapie» bis zu 16 mg möglich und sinnvoll. An Nebenwirkungen sind vor allem Übelkeit, Halluzinationen, Verwirrtheitszustände, vermehrte Müdigkeit, aber auch Schlaflosigkeit, verstopfte Nase, Atemnot und Verdauungsstörungen beschrieben. In klinischen Vergleichsstudien erwies sich Pergolid stärker wirksam als Bromocriptin. Pergolid zeigte auch eine gute Wirkung auf vorbestehende Dyskinesien und positive Effekte bei Harninkontinenz oder einer durch die Parkinson-Erkrankung bedingten «Reizblase».

Cabergolin. Cabergolin bindet fast ausschließlich an die D2-Rezeptoren und ist der Dopaminagonist mit der längsten Halbwertszeit von etwa 65 Stunden, so daß eine Einmalgabe pro Tag möglich ist. Durch die lange Wirkdauer ist auch bei diesem Dopaminagonisten die günstige kontinuierliche Rezeptorstimulation garantiert, so daß Dyskinesien unter Cabergolin nur sehr selten auftreten. Cabergolin ist für die Mono- und für die Kombinationstherapie mit L-Dopa zugelassen. Die mittlere Tagesdosis liegt bei 4–6 mg, wobei in der Frühphase der Erkrankung als Monotherapie oft 3 mg ausreichen. In klinischen Studien konnte in der Kombinationstherapie von L-Dopa mit Cabergolin neben dem positiven Effekt auf die Kardinalsymptome eine signifikante Verbesserung bestehender Off-Phasen und Dyskinesien belegt werden. Das Nebenwirkungsprofil von Cabergolin unterscheidet sich nicht von dem der bisher beschriebenen Dopaminagonisten.

Ropinirol. Mit Ropinirol wurde der erste Rezeptoragonist aus der Gruppe der Nicht-Ergolinderivate eingeführt, der eine besondere Affinität zur D2-Rezeptorfamilie (D2-, D3-, D4-Rezeptor) aufweist. Ropinirol ist sowohl für die Mono- als auch für die Kombinationstherapie mit L-Dopa zugelassen, wobei die Plasmahalbwertszeit bei 6–9 Std. liegt. In klinischen Studien erwies sich

Ropinirol in leichten Stadien der Parkinson-Erkrankung (Hoehn-und-Yahr-Stadium I–II) ebenso gut wirksam wie L-Dopa. Auch unter Ropinirol ergab sich in den ersten Behandlungsjahren nur eine sehr niedrige Dyskinesierate. Die individuelle Tagesdosis zeigt einen breiten Bereich zwischen 6–24 mg, wobei am häufigsten 8–12 mg/Tag gegeben werden. Auch für Ropinirol liegen Daten zur Hochdosistherapie (bis 48 mg) vor. Das Nebenwirkungsprofil von Ropinirol unterscheidet sich nicht von dem anderer Dopaminagonisten. Allerdings wurden in jüngster Zeit vereinzelt Patienten mit «plötzlichen Schlafattacken» beschrieben. Patienten, die auf diese Substanz eingestellt werden, sollten deshalb zunächst nicht Auto fahren, sie sollten sich einer sorgfältigen Schlafanamnese und gegebenenfalls einer Untersuchung im Schlaflabor unterziehen.

Pramipexol. Pramipexol ist ein weiterer Nicht-Ergotdopaminagonist mit einer sehr hohen Affinität zur D_2-Rezeptorfamilie und einer Plasmahalbwertszeit von 8 Stunden. Die Substanz ist zur Mono- und Kombinationstherapie mit L-Dopa zugelassen, wobei die mittlere Tagesdosis bei 3–4,5 mg liegt. Neben den gängigen Nebenwirkungen wurden im Tierversuch Veränderungen der Netzhaut (Retina-Degenerationen) beobachtet, so daß sich eine jährliche augenärztliche Kontrolle empfiehlt. Auch unter der Einnahme von Pramipexol sind entsprechende «Schlafattacken» beschrieben, so daß auch hier das Autofahren und Arbeiten an Maschinen zunächst vermieden werden sollten. Zu Pramipexol liegen auch Hinweise vor, daß die Substanz eine spezifische Wirkung auf den Ruhetremor zeigt.

Apomorphin. Apomorphin ist der wirksamste Dopaminrezeptoragonist, der allerdings eine sehr kurze Halbwertszeit von nur 20 Minuten aufweist und in Deutschland derzeit nur als Emetikum (Brechmittel) zugelassen ist. Apomorphin kann nur subcutan eingesetzt werden. Es zeigt sich dann rasch eine Verbesserung der klassischen Parkinson-Symptomatik. Apomorphin wird ferner im Rahmen des sogenannten Apomorphin-Tests (siehe S. 52) und bei paroxysmalen Off-Phasen eingesetzt, ferner bei akinetischen

Krisen sowie in perioperativen Phasen. An Nebenwirkungen kann es zu Herzrhythmusstörungen, Kreislaufkollaps und einer ausgeprägten Müdigkeit kommen. Bei ausgewählten Patienten können schwerste paroxysmale On-/Off-Fluktuationen durch eine kontinuierliche subcutane Apomorphingabe (Apomorphin-pumpe) verbessert werden.

L-Dopa. 1961 gaben die Wiener W. Birkmayer und O. Hornykie-wicz ihren Parkinson-Patienten L-Dopa und konnten danach eine deutliche Besserung der Parkinson-Symptomatik beobachten. Damals konnte zunächst nur reines L-Dopa eingesetzt werden, so daß sehr hohe L-Dopa-Dosen (teilweise mehr als 12 Gramm/ Tag) gegeben werden mußten. Da 70–90 % des L-Dopa schon in der Peripherie, d. h. in der Darmwand oder der Leber, zu Dopa-min umgewandelt wurden, erreichte nur ein geringer Anteil des L-Dopa letztendlich das Zentralnervensystem. Diese hohen L-Dopa-Dosen führten zu erheblichen Nebenwirkungen wie Übel-keit, Erbrechen, Blutdruckabfällen und Herzrhythmusstörun-gen. Der entscheidende Fortschritt in der Dopa-Therapie war 1969 die Einführung von peripheren Decarboxylase-Hemmstof-fen (Benserazid oder Carbidopa), die verhinderten, daß L-Dopa bereits in der Peripherie zu Dopamin umgewandelt wird. So konnten die L-Dopa-Dosen dramatisch reduziert und eine deut-lich bessere Verträglichkeit erreicht werden.

Diese Substitutionstherapie von L-Dopa/Decarboxylasehem-mer stellt bis heute den «Goldstandard» in der Parkinson-Be-handlung dar; so ist es möglich, den dieser Erkrankung zugrun-deliegenden Dopaminmangel zumindest bis zu einem gewissen Grad auszugleichen. Die L-Dopa-Gabe bietet die höchste An-sprechrate bei hervorragender Verträglichkeit; insbesondere konnte die Lebenserwartung der Parkinson-Patienten nahezu normalisiert werden. Die gegenwärtig in Deutschland im Han-del befindlichen L-Dopa-Präparate enthalten L-Dopa und den entsprechenden Decarboxylasehemmstoff meist im Verhältnis 4:1.

Das in Tabletten- oder Kapselform gegebene L-Dopa wird im oberen Dünndarm in die Blutbahn aufgenommen, anschließend an die Blut-/Hirnschranke transportiert. Es kann diese mit Hilfe eines aktiven Transportmechanismus überwinden, wird danach in die dopaminergen Nervenzellen transportiert und dort in mehreren Schritten in den eigentlichen Überträgerstoff Dopamin umgewandelt. Dopamin wird in präsynaptischen Bläschen (Vesikeln) gespeichert und bei Bedarf in den synaptischen Spalt ausgeschüttet und dockt danach an die postsynaptischen Rezeptoren an. In vergleichbaren Dosierungen bestehen zwischen den beiden L-Dopa-Präparaten weder in pharmakokinetischer noch in klinischer Hinsicht nennenswerte Unterschiede. Derzeit stehen folgende verschiedene Darreichungsformen von L-Dopa zur Verfügung (siehe Anhang S. 123):

1. eine rasch wirksame, lösliche Form (z. B. Madopar LT oder in Flüssigkeit aufgelöstes Isicom oder Nacom), Wirkungseintritt nach 20 – 30 Minuten,
2. klassische oder Standardpräparate, Wirkungseintritt etwa 45 – 50 Minuten nach Einnahmebeginn,
3. L-Dopa-Retard- oder Depotpräparate (z. B. Madopar Depot oder Nacom retard), Wirkungseintritt 150 – 180 Minuten nach Medikamenteneinnahme.

Die Bioverfügbarkeit der beiden Depotpräparate beträgt nur etwa 50 – 70 %, verglichen mit den entsprechenden Standardpräparaten. Der Einsatz von L-Dopa ist heutzutage immer dann gegeben, wenn die motorischen und die feinmotorischen Beeinträchtigungen des Patienten so stark sind, daß sie durch andere Substanzen wie MAO-B-Hemmer, Amantadine oder Dopaminagonisten nicht mehr kompensiert werden können. Die Aufdosierung mit L-Dopa erfolgt langsam einschleichend, in der Regel unter Verwendung von Standardpräparaten. Das Behandlungsziel ist dabei die sogenannte «suboptimale Einstellung des Patienten»: Dabei ist es nicht das Behandlungsziel, die Kardinalsymptome völlig zum Verschwinden zu bringen, sondern es soll dem Patienten – mit kleineren Einschränkungen – ermöglicht werden, problemlos seine persönlichen und beruflichen Aktivitäten und Belange fortzuführen und in alltäglichen Verrichtungen unabhängig zu sein.

Ergänzend zu den L-Dopa-Standardpräparaten kann das lösliche, rasch wirksame L-Dopa bei Patienten mit morgendlichen Anlaufschwierigkeiten gegeben werden, so daß der Patient z. B. morgens rascher aufstehen kann (morgendlicher «L-Dopa-Kick»). Im Tagesablauf empfiehlt sich die Gabe von rasch wirksamem L-Dopa bei vorhersehbarem Abfall der Beweglichkeit, um eine Off-Phase abzukürzen, ferner bei Patienten mit Schluckstörungen oder bei Patienten mit einer liegenden Magen- oder PEG-Sonde. Schließlich wird rasch wirksames L-Dopa im pharmakologischen Test, dem sogenannten L-Dopa-Belastungstest, eingesetzt (siehe S. 52).

Die L-Dopa-Depotpräparate werden in Kombination mit Standardpräparaten oder rasch wirksamen L-Dopa-Präparaten bei Patienten mit vorhersehbaren Wirkungsverlusten, den End-of-dose-Hypokinesien und bei nächtlichen Phasen schlechter Beweglichkeit bzw. bei Patienten mit nächtlichen schmerzhaften Verkrampfungen (Off-dose-Dystonien) gegeben. Bei nicht vorhersehbaren Fluktuationen (paroxysmale On-/Off-Fluktuationen) sollte der Einsatz von Depotpräparaten aufgrund der unzuverlässigen Aufnahme im oberen Dünndarm vermieden werden.

Generell gilt, sobald die Einnahme von L-Dopa erforderlich ist, wird L-Dopa immer mit anderen Präparaten – in der Regel mit Dopaminagonisten – kombiniert, um hier im Rahmen dieser Frühkombination die Schwierigkeiten im Langzeitverlauf wie Schwankungen der Beweglichkeit, Dyskinesien, Dystonien zeitlich hinauszuschieben oder zu verhindern (siehe S. 77). Unter der Kombination mit einem Dopaminagonisten und/oder einem MAO-B-Hemmer und/oder Amantadin kann in der Regel auch die L-Dopa-Dosis reduziert werden. Für jeden Patienten gilt: «Soviel L-Dopa wie erforderlich, aber auch sowenig L-Dopa wie irgend möglich.»

An Nebenwirkungen werden unter der L-Dopa-Gabe initial vor allem Magen-/Darmbeschwerden wie Übelkeit, Appetitlosigkeit oder ein Völlegefühl beobachtet. Vereinzelt kann L-Dopa zu einer Erhöhung von Leberwerten führen, häufig kommt es zu einem niedrigen Blutdruck und in seltenen Fällen zu Halluzinationen (Wahrnehmungsstörungen) oder Psychosen. Treten solche zentralnervösen Nebenwirkungen auf, muß die L-Dopa-Dosis reduziert werden. L-Dopa darf nicht eingesetzt werden bei schweren endokrinen Erkrankungen, bei schweren Nieren-, Leber- oder Herzleiden, und auch bei endogenen Psychosen (Depressionen, schizophrenen Psychosen) wird man mit der L-Dopa-Gabe zurückhaltend sein. Bei Schwangerschaften sollte L-Dopa/Carbidopa eingesetzt werden, da unter der Gabe von L-Dopa/Benserazid im Tierversuch eine Beeinflussung auf das Knochenwachstum von Feten nachgewiesen werden konnte.

Unter dem Einsatz des L-Dopa ist auch eine mögliche Wechselwirkung mit anderen Substanzen zu berücksichtigen. Insbesondere kann die L-Dopa-Wirkung beim gleichzeitigen Einsatz von Neuroleptika oder von blutdrucksenkenden Medikamenten, die Reserpin enthalten, abgeschwächt werden; Entsprechendes gilt für Calcium-Antagonisten vom Flunarizin- und Cinnarizin-Typ. Ein L-Dopa-Wirkverlust ist auch nach eiweißreichen Mahlzeiten (Konkurrenz der Aminosäuren mit L-Dopa an der Blut-/Hirnschranke) und nach hohen Dosen von Vitamin B_6 möglich.

Gegenwärtig wird auch immer wieder diskutiert, ob L-Dopa möglicherweise eine schädigende Wirkung auf die dopaminergen Nervenzellen haben könnte. Überzeugende Beweise hierzu liegen bislang nicht vor. Die entsprechenden Experimente im Tierversuch wurden mit sehr hohen L-Dopa-Dosen oder in Zellkulturen durchgeführt. Allerdings fehlt bei diesen Untersuchungen die natürliche Umgebung einer Nervenzelle, insbesondere die zellschützenden Enzyme und Gliazellen (Hüllsubstanz).

MAO-B-Hemmer (Monoaminoxydase-B-Hemmer). Seit der Einführung des Selegilins steht ein weiteres Wirkprinzip in der Parkinson-Therapie zur Verfügung. Durch die gezielte Hemmung des Enzyms Monoaminoxydase B kann der Abbau von Dopamin im Zentralnervensystem gehemmt und somit eine längere Verfügbarkeit von Dopamin an den postsynaptischen Rezeptoren erreicht werden. Ferner hemmt Selegilin auch die Wiederaufnahme (reuptake) des Dopamins in die präsynaptischen Nervenendigungen (vgl. S. 17f.) und führt zu einer Blockade der präsynaptischen Rezeptoren. Hieraus resultieren eine vermehrte Dopaminfreisetzung und eine erhöhte Dopaminbildung der Nervenzelle. Für Selegilin werden zusätzlich mögliche nervenzellschützende (neuroprotektive) Effekte diskutiert: So konnte gezeigt werden, daß Selegilin die Umwandlung von MPTP in das giftige MPP+ blockieren kann und daß Selegilin insbesondere die Bildung nervenzellverletzender (neurotoxischer) Radikale wie H_2O_2, O_2-, OH- reduzieren kann (vgl. S. 22ff.). Diese möglichen neuroprotektiven Effekte konnten allerdings bislang in klinischen Studien beim Menschen nicht eindeutig bewiesen werden.

Selegilin wird gegenwärtig zum einen in der alleinigen Therapie (Monotherapie) in der Frühphase der Parkinsonerkrankung bei leichten Störungen der Beweglichkeit eingesetzt. Eine zweite Einsatzmöglichkeit von Selegilin ist die frühe Kombination mit L-Dopa. Hier ermöglicht es eine bis zu 30prozentige Reduktion der täglichen L-Dopa-Dosis, und es ergaben sich auch Hinweise dafür, daß das Auftreten von Bewegungsschwankungen zeitlich hinausgeschoben werden kann. Eine dritte Einsatzmöglichkeit bietet die Kombination von Selegilin mit L-Dopa im fortgeschrittenen Krankheitsstadium. Bei etwa 30–50 % der Patienten mit mäßig ausgeprägten End-of-dose-Hypokinesien können diese Bewegungsschwankungen geglättet werden. Bei schweren und vor allem auch bei den unvorhersehbaren On-/Off-Schwankungen erweist sich die Kombination mit Selegilin allerdings als wirkungslos.

Bei älteren Patienten wurde beobachtet, daß sie unter der Selegilingabe wacher, aktiver, manchmal allerdings auch unruhiger wurden; auch für Selegilin wird ein antidementiver Effekt diskutiert.

Die im Rahmen der Selegilinbehandlung auftretenden Nebenwirkungen sind durch die Verstärkung der L-Dopa-Wirkung zu erklären. Am häufigsten wird eine Verstärkung von Dyskinesien beobachtet, ferner Übelkeit und Zunahme der Verstopfung; auch vermehrte Unruhe, Schlafstörungen und Halluzinationen werden beschrieben, wie auch eine Blutdrucksenkung und Verstärkung von Miktionsstörungen bei Patienten mit Prostatahyperplasie. Bei Patienten mit Magen- und Zwölffingerdarmgeschwüren sollte Selegilin nicht eingesetzt werden. Die Kombination mit MAO-A-Hemmern (z. B. Moclobemid) bzw. irreversiblen MAO-

A/-B-Hemmern (z. B. Tranylcypromin) muß vermieden werden, ebenso die Kombination mit bestimmten Antidepressiva, den sogenannten Serotonin-re-uptake-Hemmern (siehe Anhang S. 123).

COMT-Hemmer. Jüngst wurde mit den Catecholomethyltransferase-Hemmern (COMT-Hemmer) ein weiteres Therapieprinzip eingeführt. Diese Substanzen wirken in der Peripherie und hemmen den zweiten Abbauweg des L-Dopa zu 3-O-Methyldopa. Durch diesen Effekt kann das substituierte L-Dopa besser aus dem Darm aufgenommen werden, die Plasmahalbwertszeit des L-Dopa wird verlängert, und es kann vermehrt L-Dopa durch den aktiven Transportmechanismus über die Blut-/Hirnschranke ins Zentralnervensystem transportiert werden. Durch diese Effekte steht ein gleichmäßigerer L-Dopa-Gehalt und damit auch Dopamingehalt im ZNS zur Verfügung.

Zunächst wurde Tolcapone und kurze Zeit später Entacapone in Deutschland zugelassen. Nachdem unter Tolcaponegabe in Einzelfällen schwere Leberschädigungen mit Todesfällen auftraten, ruht derzeit die Zulassung dieser Substanz in den EU-Ländern.

Entacapone muß aufgrund der kurzen Halbwertszeit mit jeder L-Dopa-Einnahme kombiniert werden. Der COMT-Hemmer wird bei Patienten mit Fluktuationen der Beweglichkeit (Wearing-off-Phänomene) eingesetzt. Bei diesen Patienten konnte eine signifikante Abnahme der täglichen Off-Zeiten von 30 – 50 % nachgewiesen werden, bei entsprechender Zunahme der On-Zeiten. Ferner ist in der Regel eine Reduktion der L-Dopa-Dosis notwendig, um Überschußbewegungen zu vermeiden; bei den Patienten wird zusätzlich eine signifikante Verbesserung der Aktivitäten des täglichen Lebens erreicht.

An Nebenwirkungen können unter den COMT-Hemmern initial vor allem eine Zunahme der Dyskinesien beobachtet werden. In Einzelfällen treten vermehrt Schlafstörungen auf, und bei etwa 5 % der Patienten kommt es nach durchschnittlich 9 – 12 Wochen zu Durchfällen (häufiger unter Tolcapone), deren Ursache gänzlich unbekannt ist und deren Schwere zum Abbrechen der Therapie führen kann. Der Urin verfärbt sich dunkelgelb, und eher selten treten Magenunverträglichkeiten auf (siehe Anhang S. 123).

Ergänzende Medikamente und neue Entwicklungen

NADH. Im Verlauf der Bildung des Dopamins spielt die Umwandlung der Aminosäure Tyrosin in L-Dopa, die durch das Enzym Tyrosin-Hydroxylase gesteuert wird, eine wesentliche Rolle. Bei Parkinson-Patienten besteht eine verminderte Konzentration dieses Enzyms wie auch des Co-Enzyms Tetrahydrobiopterin (BH 4). Man versuchte, durch die Gabe von NADH über eine verstärkte BH-4-Bildung indirekt eine Aktivierung des Enzyms Tyrosin-Hydroxylase zu erreichen. Die hierzu durchgeführten klinischen Untersuchungen ergaben bislang widersprüchliche Ergebnisse, so daß gegenwärtig die klinische Effizienz des NADH nicht beurteilt werden kann.

L-Threo-3,4-Dihydroxyphenyserin (L-Dops). L-Threo-Dops ist in Japan zugelassen und wird bei Parkinson-Patienten mit Freezing-Symptomatik und Orthostaseproblemen (Blutdruckabfall bei Körperlagewechsel) und insbesondere auch bei Patienten mit Multisystematrophien eingesetzt. Bei Patienten mit diesen Störungen konnte ein Mangel des Botenstoffes Noradrenalin im Locus coeruleus, einem noradrenergen Zellkern im Hirnstamm, nachgewiesen werden. L-Dops kann in Noradrenalin umgewandelt werden und so durch eine Ankurbelung des noradrenergen Stoffwechsels die Freezing-Phänomene, die Pulsionsneigungen und die orthostatischen Probleme verbessern. In weiteren Studien konnten auch eine Verbesserung kognitiver Defizite wie auch ein günstiger Einfluß auf Depressionen gezeigt werden.

2. Wann beginnt man mit welcher Therapie?

Wann und in welcher Form nach der Diagnosestellung eines idiopathischen Parkinson-Syndroms eine spezifische medikamentöse Therapie eingeleitet wird, kann nur im Einzelfall entschieden werden. Ausschlaggebend ist dabei die individuelle Situation des Patienten und wie er mit den bei Beginn der Erkrankung meist gering ausgeprägten Beschwerden und Beeinträchtigungen in seinen persönlichen und beruflichen Aktivitäten zurechtkommt.

Eine wesentliche Rolle bei der Auswahl der spezifischen Medikamente spielt neben dem klinischen Bild (Akinese-Rigor-, Äqui-valenz- oder Tremordominanz-Typ) das Alter der Patienten. Je jünger der Patient ist, um so länger sollte der Einsatz des L-Dopa hinausgezögert werden. Bei Patienten bis zum 70. Lebensjahr mit einem Akinese-Rigor- oder Äquivalenztyp wird man die Behandlung primär mit einem Dopaminagonisten oder Amantadin beginnen. Eventuell kann zusätzlich mit Selegilin kombiniert werden. Bei Patienten mit einem Tremordominanz-Typ kann initial ein Dopaminagonist oder Budipin eingesetzt werden. Allerdings unterliegt der Einsatz von Budipin aufgrund möglicher schwerwiegender Herzrhythmusstörungen regelmäßigen EKG- und Laborkontrollen. Im Einzelfall könnte alternativ auch die Gabe eines Anticholinergikums versucht werden. Erweisen sich diese therapeutischen Strategien als nicht befriedigend und ausreichend, so wird man L-Dopa einsetzen. Die Aufdosierung erfolgt in der Kombination mit einem Dopaminagonisten nach dem Prinzip des «low and slow»; dies meint eine langsame Aufdosierung von L-Dopa, insgesamt so wenig wie möglich, aber auch soviel, wie erforderlich ist. Diese Kombinationsbehandlung erfolgt vor allem im Hinblick auf die möglichen Spätkomplikationen, denn es gilt, Beweglichkeitsschwankungen und Dyskinesien, aber auch psychische Auffälligkeiten möglichst lange hinauszuzögern.

Bei Parkinson-Patienten mit einem Akinese-Rigor- oder Äquivalenztyp jenseits des 70. Lebensjahres wird man primär mit einer Behandlungskombination aus niedrig dosiertem L-Dopa mit einem Dopaminagonisten und/oder Amantadin arbeiten. Entsprechend erfolgt auch hier die Aufdosierung nach dem oben genannten Prinzip des «low and slow».

Bei tremordominanten Parkinson-Patienten jenseits des 70. Lebensjahres kommt ebenfalls ein Behandlungsversuch mit Budipin in Frage und alternativ auch hier eine Kombination aus L-Dopa und einem Dopaminagonisten. Auf den Einsatz eines Anticholinergikums sollte bei älteren Patienten im Hinblick auf die Nebenwirkungen (Verwirrtheitszustände, Psychosen) verzichtet werden.

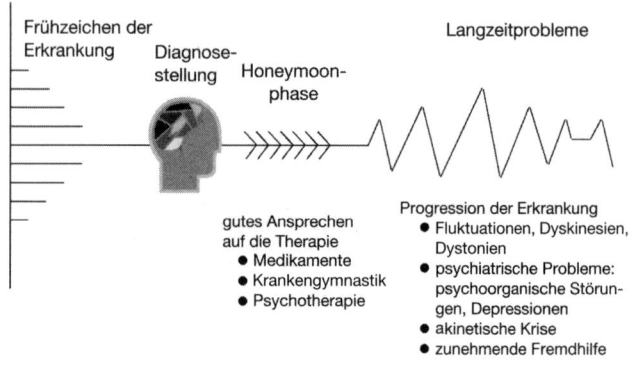

Abb. 5: Zum Verlauf des M. Parkinson

3. Probleme der Langzeitbehandlung

Im Langzeitverlauf der Parkinson-Erkrankung kann man zwei große Abschnitte unterscheiden: zunächst die sogenannte *Honeymoon-Phase*, das sind die ersten 6 bis 8 Jahre der Erkrankung, in der die Patienten sehr gut auf die medikamentöse Behandlung ansprechen und davon profitieren.

Danach aber entwickelt sich die *Phase der Spätkomplikationen*, zum einen mit Schwankungen der Beweglichkeit im Tagesablauf (motorische Spätkomplikationen) und zum anderen mit psychischen Problemen (psychische Spätkomplikationen) wie Depressionen, aber auch Wahrnehmungsstörungen und Halluzinationen bis hin zu komplexen paranoid-halluzinatorischen Psychosen. Bei älteren Parkinson-Kranken entwickeln sich ferner gehäuft kognitive Störungen (Beeinträchtigung von Konzentration, Merkfähigkeit oder Gedächtnis), die bei einem Teil der Patienten in einer Demenz enden. Diese vielfältigen Störungen sind zum einen auf das Fortschreiten des Erkrankungsprozesses (Dynamik des Nervenzelluntergangs) zurückzuführen, zum anderen stehen sie auch in Zusammenhang mit der langjährigen L-Dopa-Substitution, und schließlich sind diese Auffälligkeiten auch im Rahmen von Begleiterkrankungen zu interpretieren.

Tab. 13: Übersicht über die Spätkomplikationen bei M. Parkinson

Motorische Spätkomplikationen
- *Fluktuationen*
  - vorhersehbare Schwankungen im Bewegungsablauf, End-of-dose-Akinesen (morgendliche, nachmittägliche oder nächtliche Hypokinesen)
  - unvorhersehbare Schwankungen der Beweglichkeit, paroxysmale On-/Off-Phasen
  - Freezing
  - sekundärer Wirkungsverlust (sekundärer Non-responder)
- *Dyskinesien und Dystonien*
  - Peak-dose-Dyskinesien (Überschußbewegungen)
  - biphasische Dyskinesien (Überschußbewegungen im An- und Abfluten der Medikamentenwirkung)
  - Off-dose-Dystonien (v. a. nächtliche Muskelverkrampfungen)

Psychische Spätkomplikationen
- medikamentös induzierte Psychosen, Halluzinationen und Verwirrtheitszustände
- Depressionen
- dementielle Prozesse

Motorische Spätkomplikationen: Fluktuationen, Dyskinesien und Dystonien. Die Schwankungen im Bewegungsablauf zeigen sich zunächst abhängig von der medikamentösen Therapie, d. h., man beobachtet ein Nachlassen der Wirkungsdauer einer Einzelportion von L-Dopa: Eine Wirkdosis verbessert die Beweglichkeit nicht mehr für 4 oder 5 Stunden, sondern nur noch für 2 bis 3 Stunden. Der Patient bemerkt diese Verschlechterung der Beweglichkeit von einer Medikamenteneinnahme zur anderen, man spricht von *End-of-dose-Hypokinesie* oder *wearing-off.*

In diesen fortgeschrittenen Krankheitsstadien wird das medikamentös zugeführte L-Dopa nicht nur in den Nervenzellen in Dopamin umgewandelt, sondern auch in der Hüllsubstanz der Zellen, der Glia, wo es allerdings nicht in Vesikeln (Bläschen) gespeichert werden kann. Dopamin wird dann zeitverzögert und nicht bedarfsgerecht ausgeschüttet und erregt die postsynaptischen dopaminergen Rezeptoren. Dies führt zu den unwillkürlichen überschießenden Bewegungen, den *Peak-dose-Dyskine-sien*. Solche Dyskinesien können nicht nur im Anfluten des Do-pamins entstehen, sondern zeigen sich bei einem Teil der Patien-ten auch im Abfluten, wenn die Wirksamkeit des Dopamins nachläßt, man spricht dann von *biphasischen Dyskinesien*. Tre-ten Dyskinesien und End-of-dose-Hypokinesien gemeinsam auf, so spricht man von *Wearing-off-Phänomenen*.

In Phasen schlechter Beweglichkeit beobachtet man bei einem Abfall des Dopaminspiegels häufig Verkrampfungen der Waden-muskulatur oder «Krallenbildungen» der Zehen oder der Hände, oft auch langsame, zähe, drehende schmerzhafte Bewe-gungsabläufe, die man als *Off-dose-Dystonien* bezeichnet.

Mit zunehmender Erkrankungsdauer stehen die auftretenden Blockierungen in immer geringerem Umfang mit der medika-mentösen Einnahme in Verbindung, d. h., es kommt zu nicht kal-kulierbaren, plötzlich auftretenden Blockierungen: Der Patient ist plötzlich blockiert, als ob ein Lichtschalter umgelegt würde. Diese sogenannten unvorhersehbaren *Off-Phasen* können we-nige Minuten, teilweise auch Stunden anhalten, und als ob der Lichtschalter wieder angeknipst würde, ist der Patient plötzlich wieder beweglich, also in einer erneuten On-Phase. Diese unvor-hersehbaren Schwankungen der Beweglichkeit bezeichnet man als *paroxysmale On-/Off-Fluktuationen*. Zeigen sich diese On-/Off-Fluktuationen im raschen zeitlichen Wechsel, so spricht man auch von *Yo-Yoing*.

Ein weiteres motorisches Phänomen ist das sogenannte *Free-zing* (engl.: to freeze = einfrieren). Hierbei kommt es unter psy-chischen Belastungssituationen zu unkalkulierbaren plötzlichen Blockierungen des Bewegungsablaufes, speziell an Engpaßstellen wie Türschwellen oder vermeintlichen Hindernissen wie Bord-steinkanten oder in engen Räumen. Diese Freezing-Phänomene dauern meist nur Sekunden an und können durch Gewichtsver-lagerung, zeitweise auch durch externe Kommandos («und los», «und Schritt») überwunden werden.

Ein weiteres Phänomen stellt die *Kinesia paradoxa* dar. In solchen Zuständen weisen die Patienten unter plötzlich auftre-tenden heftigen emotionalen Einflüssen für kurze Zeit eine ver-

besserte Beweglichkeit auf; auch diese kurzen, plötzlich auftretenden On-Phasen sind nicht kalkulierbar.

**Zur Behandlung von Wearing-off-Phänomenen, Dyskinesien
und Dystonien.** Die *End-of-dose-Hypokinesien* wie auch die
Peak-dose-Dyskinesien stehen in einem zeitlichen Zusammenhang mit der medikamentösen Therapie. Muß ein Patient mit
L-Dopa behandelt werden, führt man grundsätzlich vom Beginn
der Behandlung an eine Kombinationstherapie mit einem Dopaminagonisten durch, um das Auftreten dieser motorischen Bewegungsschwankungen hinauszuschieben (vgl. S. 70). Treten reine
isolierte End-of-dose-Hypokinesien auf, so hat sich die Kombinationsbehandlung eines L-Dopa-Standardpräparates mit einem
Dopa-Depotpräparat bei zusätzlicher Gabe eines Dopaminagonisten bewährt. Eine weitere Möglichkeit stellt die Fraktionierung
der Einzelportionen (Verkürzung der Zeitabstände) dar, z. B. vier
anstatt drei Medikamentenportionen pro Tag. Schließlich könnte
auch die Kombination mit einem COMT-Hemmer diskutiert
werden. Ferner sollte darauf geachtet werden, daß die L-Dopa-
Dosis versetzt zu den Mahlzeiten eingenommen wird, d. h. etwa
$1/_2$ Std. vor oder $1\,1/_2$ Std. nach den Mahlzeiten. Im Rahmen einer
solchen medikamentösen Neueinstellung empfiehlt es sich, daß
der Patient über den Tagesablauf ein Bewegungstagebuch führt,
anhand dessen dann die weitere Feinabstimmung, d. h. die exakte
zeitliche Aufteilung, vorgenommen wird.

Bei der Behandlung der sogenannten *Peak-dose-Dyskinesien*
empfiehlt sich ebenfalls eine Fraktionierung und Reduzierung
der L-Dopa-Einzeldosis; die Dosis des Dopaminagonisten
könnte eventuell angehoben werden. Auch der Einsatz eines
COMT-Hemmers kann in Betracht gezogen werden. Allerdings
muß in den meisten Fällen dann die L-Dopa-Dosis deutlich reduziert werden, was wiederum anhand des täglichen Bewegungs-
profils des Patienten erfolgen kann. Auch durch die Kombination
von Amantadinen (siehe S. 61f.) mit niedrigen L-Dopa-Dosen
können die *Peak-dose-Dyskinesien* abgemildert werden.

Bei extrem stark ausgeprägten *Dyskinesien*, die sich auch im
Rahmen einer Änderung der medikamentösen Kombinationsthe-

rapie nicht befriedigend beeinflussen lassen, steht eine operative Behandlungsmöglichkeit, die *Stereotaxie* mit der Hochfrequenz-stimulation (Einpflanzung eines Hirnschrittmachers), zur Verfügung (siehe S. 105).

Schwieriger zu behandeln sind die *biphasischen Dyskinesien*, die sowohl im «Anfluten» wie im «Abfluten» der Dopamin-spiegel auftreten. Hier kann versucht werden, durch eine Er-höhung der Dosis des Dopaminagonisten bzw. durch den Ein-satz des rasch wirksamen löslichen L-Dopas (z.B. Madopar LT oder aufgelöstes Nacom) die «Anflutungsphase» rascher zu überwinden.

In der Behandlung der *Off-dose-Dystonien*, die häufig in der zweiten Nachthälfte auftreten, empfiehlt sich die abendliche Gabe eines Dopa-Depot-Präparates vor dem Einschlafen: z.B. Madopar 125 mg depot oder Nacom 100–200 mg retard. Reicht dies nicht aus, kann nachts zusätzlich das rasch wirksame, lös-liche L-Dopa eingesetzt werden. Eine weitere Möglichkeit ist die zusätzliche abendliche Gabe eines COMT-Hemmers vor dem Einschlafen. Treten die *Off-dose-Dystonien* im Tagesablauf auf, wird man L-Dopa-Standard mit Depot kombinieren, evtl. vor-sichtig die L-Dopa-Einzelportion anheben bzw. ebenfalls mit dem COMT-Hemmer kombinieren. In ganz seltenen Fällen kön-nen diese schmerzhaften *Dystonien* auch bei einer zu hohen L-Dopa-Dosis auftreten; hier wird man dann durch Fraktionierung und Reduktion der L-Dopa-Einzelportionen gegensteuern.

Sehr viel schwieriger gestaltet sich die Behandlung der *pa-roxysmalen On-/Off-Phasen*: Auch hier wird man versuchen, durch die Aufteilung sowohl der Dosis des L-Dopa als auch der Dopaminagonisten über den Tagesablauf gleichmäßigere Wirk-spiegel zu erreichen, was aber mit zunehmendem Verlauf der Er-krankung nur sehr ungenügend gelingt. Bei länger andauernden Off-Phasen (1–2 Stunden) hat sich dann die Injektion von Apo-morphin bewährt. Die hierzu notwendige individuelle Einzeldo-sis muß unter stationären Bedingungen festgelegt werden. Auch die Gabe eines peripheren Kinetikums (z.B. Domperidon) zur verbesserten Aufnahme von L-Dopa im oberen Dünndarm kann getestet werden.

In der Behandlung der *Freezing-Symptomatik* erweist sich die medikamentöse Therapie als wirkungslos. Hier besteht die Möglichkeit, im Rahmen der Krankengymnastik, durch Gewichtsverlagerung und verhaltenstherapeutisches Training die Festinationen und Startschwierigkeiten zu überwinden (siehe S. 31f., 85f.).

4. Spezielle therapeutische Probleme

Die Behandlung des Tremors. Mit Hilfe der Tremoranalyse lassen sich im wesentlichen vier verschiedene Tremorformen unterscheiden: Nur eine kleine Gruppe von Patienten zeigt einen *reinen Ruhetremor* mit einer Frequenz um 4,5 – 5,5 Hz. Dieser Tremor spricht in der Behandlung besonders gut auf Anticholinergika oder auf Budipin an. Bei den meisten Parkinson-Patienten finden sich ein *Ruhetremor* und ein *Haltetremor*. Zum einen können beide Tremorformen die gleiche Frequenz aufweisen, auch wiederum in einem Bereich zwischen 4,5 – 5,5 Hz, oder die beiden Tremorformen haben unterschiedliche Frequenzen, wobei dann der Haltetremor in der Frequenz meist höher liegt als der Ruhetremor. Patienten mit diesen Tremorformen sind schwieriger zu behandeln und sprechen auch schlechter auf Anticholinergika oder Budipin an.

Schließlich findet sich eine Gruppe von Patienten, die keinen Ruhetremor aufweist, sondern einen *alleinigen Haltetremor* mit einer Frequenz zwischen 6 – 10 Hz. Diese Patienten sprechen meist auf die Kombination von L-Dopa und Dopaminagonisten nicht ausreichend an, so daß zusätzlich ein Behandlungsversuch mit einem Beta-Rezeptoren-Blocker, z. B. Propranolol (40 – 80 mg pro Tag) oder Primidon (z. B. Mylepsinum 125 – max. 500 mg pro Tag), gemacht wird. Alternativ kann auch das Benzodiazepin Clonazepam (Rivotril 0,25 – 2 mg) eingesetzt werden.

Bei sehr stark ausgeprägten Tremorformen hat sich auch der Einsatz von Clozapin (Leponex 25 – 75 mg pro Tag) bewährt; allerdings ist diese Substanz für die Tremortherapie nicht zugelassen. Läßt sich ein Tremor nur sehr unbefriedigend medikamentös einstellen und ist der Patient durch die Tremorsymptomatik sowohl körperlich als auch seelisch sehr beeinträchtigt, wäre der nächste Schritt die Frage der stereotaktischen Operation (siehe S. 105f.).

Die Behandlung der akinetischen Krise. Unter einer akinetischen Krise versteht man den Zustand, bei dem der Patient meist in Spätstadien der Erkrankung relativ rasch in eine Phase nahezu völliger Unbeweglichkeit gerät, ein ausgeprägtes hypokinetisch-rigides Syndrom bietet und daher komplett auf Fremdhilfe angewiesen ist. Derartige lebensbedrohliche Zustände werden häufig durch Fehler in der Medikamenteneinnahme (wenn der Patient zuwenig oder unregelmäßig die parkinsonspezifischen Medikamente einnimmt) hervorgerufen. Ferner können derartige Krisen durch zusätzliche Erkrankungen wie fieberhafte Infekte provoziert werden oder auch durch einen rasch sich entwickelnden Flüssigkeitsmangel (Exsikkose).

Neben der Unbeweglichkeit und der Tremorzunahme kommt es bei vielen Patienten zu Herzrasen (Tachycardien), einem massiven Blutdruckanstieg sowie zu Störungen in der Thermoregulation mit Fieber und exzessiven Schweißausbrüchen. Die Behandlung erfordert eine rasche Flüssigkeits-/Elektrolytzufuhr kombiniert mit der zusätzlichen Infusion von Amantadinsulfat, unter Umständen auch von L-Dopa oder von Apomorphin.

5. Wie Physiotherapie und Ergotherapie helfen können

Die Physiotherapie bei Parkinson-Patienten stellt nach der medikamentösen Therapie «das zweite Standbein» in den komplexen Behandlungsstrategien dar und sollte so früh wie möglich begonnen werden, d. h. gleich nach der Diagnosestellung. Von entscheidender Bedeutung ist dabei ein einheitliches Vorgehen aller am therapeutischen Prozeß Beteiligten.

Der Erfolg der physiotherapeutischen Behandlung hängt nicht nur von der Anzahl der Therapiestunden ab, sondern auch davon, wie der Patient während des übrigen Tagesablaufes angeleitet und gefördert wird. Wenn sich ein Patient im normalen Tagesablauf in «abnormalen Bewegungsmustern» bewegt, kann es trotz einer überaus guten Physiotherapie zu zunehmenden psychisch und physisch bedingten Handlungseinschränkungen kommen. Der Patient verliert dann das in der Therapie Erreichte und kann es so nicht in den Alltag übertragen und umsetzen.

Das *Hauptziel der Physiotherapie* ist es, die allgemeine Beweglichkeit zu erhalten und weiteren Bewegungseinschränkungen entgegenzuwirken. In frühen Stadien der Erkrankung erfolgt die Schulung der «normalen», also physiologischen Bewegungsabläufe.

In fortgeschrittenen Stadien der Erkrankung sind durch die Ausprägung des Rigors und der Hypokinese diese korrekten physiologischen Bewegungsabläufe beeinträchtigt oder vollständig verlorengegangen und müssen neu erarbeitet werden.

Vor Beginn jeder Physiotherapie erhebt der Therapeut einen Befund, wobei neben den neurologischen Bewegungsstörungen auch orthopädische und internistische Befunde mit zu berücksichtigen sind, um danach eine auf den Patienten abgestellte, gezielte Behandlung durchführen zu können. Hierbei sind bereits bestehende Beweglichkeitsschwankungen zu beachten, insbesondere wenn sich der Patient in Off-Phasen befindet.

Behandlungsmöglichkeiten der Bradykinese im Kopfbereich. Frühzeitige bradykinetische Störungen zeigen sich in der spontanen Gesichtsmotorik (Hypomimie): Der Gesichtsausdruck wird starr, und der Lidschlag ist selten. Vor allem die Stirn kann oft nur mit größter Anstrengung bewegt werden. Die Patienten leiden besonders unter diesen Symptomen, da ihr Gesichtsausdruck eine Leere und Wesensänderung widerspiegelt, die so ja gar nicht besteht. Die Verarmung an mimischen und gestischen Ausdrucksmöglichkeiten führt deshalb oft zu einer Fehleinschätzung durch die Angehörigen und Interaktionspartner. Die Patienten werden als emotionslos empfunden, und das maskenhafte Gesicht wird fälschlicherweise als interesselos, deprimiert, zurückweisend oder in sich zurückgezogen interpretiert. Im Extremfall können weder Trauer noch andere Formen emotionaler Anteilnahme ausgedrückt werden. Dabei haben die Patienten selbst meist keine Vorstellung von ihrer reduzierten Mimik.

Die Physiotherapie wie auch die Sprachtherapie können hier zum einen mit spezifischen Übungen für die mimische Muskulatur und zum anderen im Üben mimischer Ausdrucksbewegungen hilfreich sein. Als visuelle Unterstützung für den Patienten empfiehlt es sich hierbei, vor einem Spiegel zu arbeiten.

Therapeutische Möglichkeiten bei einer axialen Bradykinese.
Erarbeiten von Bewegungsübergängen (Körperlagewechsel). Soweit möglich, sollte die Selbständigkeit des Patienten erhalten bleiben, ohne allzu schematisch mit ihm zu arbeiten. Bereits vorhandene Strategien und die häusliche Situation des Patienten werden in die Übung des individuellen Bewegungsablaufes mit einbezogen. Die meisten Probleme treten auf beim Drehen im Bett und Aussteigen aus dem Bett sowie beim Hinsetzen und Aufstehen vom Stuhl. In fortgeschrittenen Stadien werden Rollstuhltransfers geübt. Zusätzlich kann mit akustischen, optischen und visuellen Stimuli die Bewegungseinleitung gefördert werden.

Haltungsschule. Eine wesentliche Manifestation der axialen Bradykinese stellt die zunehmende *Haltungsverschlechterung* dar. Dabei ist typischerweise der Oberkörper nach vorne gebeugt, die Halswirbelsäule eher überstreckt, die Schultern stehen nach vorne geneigt und nach innen gedreht, die Arme und Beine sind in den Ellbogen- und Kniegelenken überwiegend gebeugt. Hieraus ergibt sich, daß das Hauptaugenmerk der Behandlung auf Mobilisation, Kräftigung und Dehnung gelegt wird. Die Wahl der verschiedenen Behandlungsmethoden hängt stets von der aktuellen Situation des Patienten ab. In einem fortgeschrittenen Stadium mit verminderten Aktivitäten greift man eher zu passiven Maßnahmen; kann der Patient dagegen die Übungen gut umsetzen, so stehen aktive Maßnahmen im Vordergrund. Eine zunehmende axiale Bradykinese kann bei Bettlägerigkeit und bei fehlender Mobilisation zu massiven Einsteifungen (Kontrakturen) mit zum Teil erheblichen Funktionseinschränkungen der Gelenke führen. Ferner kann es zu *trophischen Störungen* wie Dekubitusbildung (Geschwüre) und/oder Inaktivitätsödemen kommen, ebenso zu Thrombosen und Pneumonien. Entsprechend

müssen die bekannten prophylaktischen Maßnahmen angewandt werden. Hierzu zählen die Mobilisation, Lagerung, Atem-
gymnastik und KPE (komplexe physikalische Entstauungstherapie).

Bewegungsbad. Unterstützend zur Einzelgymnastik «im Trocke-
nen», kann im Bewegungsbad gearbeitet werden, jedoch unter
Beachtung von Herz-Kreislauf-Schwächen, fieberhaften Infek-
ten, nässenden offenen Wunden, generalisierten Hauterkrankungen und anderen akut entzündlichen Prozessen sowie unter
Berücksichtigung bestehender Inkontinenz von Urin und Stuhl.
Hierbei macht man sich die physikalischen und thermischen Ei-
genschaften des Wassers wie Auftrieb, Widerstand und Wärme
zunutze. Die Wassertemperatur sollte bei zirka 34–36° liegen.
Die Dauer der Behandlung richtet sich nach der Konstitution des
Patienten. Wir empfehlen, die Übungen 20–30 Minuten durchzuführen.

Bradykinese der Extremitätenmuskulatur und Gehschule.
Typisch sind die verminderten Mitbewegungen, wie das feh-
lende Mitschwingen der Arme beim Gehen oder das Nachziehen
eines Beines. Diese Symptomatik ist hauptsächlich auf die man-
gelnde Gegendrehung im Schultergürtel-, Rumpf- und Beckenbe-
reich zurückzuführen. Ferner beobachtet man ein kleinschrittiges
Gangbild sowie eine Störung rasch alternierender Bewegungsabläufe.

Ein weiteres Problem stellen die Starthemmung und die Festinationen oder «das Festkleben der Füße am Boden» dar. Besonders
in Engpaßsituationen (z. B. Türschwellen), nach dem Aufstehen
aus dem Sitzen oder beim Wenden verstärkt sich diese Symptomatik. Es handelt sich hierbei um einen Verlust der Automatisierung
des «Bewegungsprogramms Gehen». Der Patient ist blockiert und
nicht in der Lage, eine normale Schrittabfolge einzuleiten. Verstärkt wird diese Symptomatik durch psycho-emotionale Belastungen. Die Patienten entwickeln zunehmend Probleme mit der
selektiven Wahrnehmung des erforderlichen Bewegungsablaufes,
weshalb es wichtig ist, frühzeitig mit der Therapie zu beginnen:

Das Üben der Gewichtsverlagerung (Spielbein-Standbein-Phase) sollte dabei im Vordergrund stehen. Es zeigte sich, daß durch sogenannte «Tips und Tricks» wie «einen Fuß stellen» oder «über einen Stock steigen» die Selbständigkeit rasch verlorengeht und mit einer zunehmenden Verschlechterung der Bewegungswahrnehmung einhergeht. Hinzu kommt, daß diese Tricks sich nach einer gewissen Zeit erschöpfen. Dies gilt ebenso für externe Taktgeber wie Walkman, Metronom usw. Vielmehr muß die Schulung der inneren Taktgebung im Vordergrund stehen. Entscheidend ist dabei, daß die Therapie alltagsbezogen, in wechselnden Umgebungen und mit unterschiedlichen Standflächen durchgeführt wird.

Feinmotorik. Ein weiteres Problem stellt die zunehmende Einschränkung der Hand-Finger-Funktion dar, sowohl als Folge des Tremors als auch der Hypokinese und des Rigors. Die Übungsauswahl ist alltagsbezogen und beschränkt sich auf einfache Hilfsmittel (z. B. Abtrocknen mit dem Handtuch, Schuhe binden, Hemd auf- und zuknöpfen, Übungen mit Streichhölzern usw.). Auf Geschicklichkeit und Muskeldehnung wird dabei das Hauptaugenmerk gelegt.

Ruhe-, Halte- und Aktionstremor. Hier kann die Krankengymnastik den Patienten psychotherapeutisch in der Akzeptanz dieses Problems unterstützen, z. B. mit Hilfe verschiedener Entspannungsverfahren, um so die Tremorsymptomatik zumindest zeitweise zu vermindern.

Gleichgewicht/Reaktion. Schon in frühen Krankheitsphasen finden sich Störungen der reflektorischen Ausgleichsbewegungen nach passiver Auslenkung aus dem Gleichgewicht (posturale Reflexe). Diese äußern sich vor allem in späteren Krankheitsstadien als spontane Gang- und Standunsicherheit. In der Therapie stehen das Erhalten und Verbessern der Gleichgewichtsreaktionen sowie die Schulung der Gewichtsverlagerung (Körperschwerpunkt) und der Schutz- und Haltereaktionen im Vordergrund. Als Hilfsmittel zum Training der Stell- und Haltereflexe setzt man Kreisel, Kippbrett, Schaukelbrett, Trampolin, Balance-Pad, Pezzi-Ball und Posturomed ein.

Koordination. Bei der Koordination der Bewegungsabläufe beobachtet man hauptsächlich eine Störung der sogenannten Kreuzgangkoordination beim Gehen: Man findet eine verminderte Gegendrehung (Gegenrotation) zwischen Schultergürtel und Rumpf; ferner haben die Patienten Schwierigkeiten, mehrere Bewegungen gleichzeitig durchzuführen (Simultanbewegungen). In der Therapie stehen somit die Schulung dieser komplexen Simultanbewegungen sowie das Üben von rotatorischen Bewegungskomponenten im Vordergrund. Als Hilfsmittel werden hier Reifen, Ringe, Stäbe usw. eingesetzt.

Gruppengymnastik bei M. Parkinson (Organisation und Methodik). Die Gestaltung der Gruppengymnastik erfordert einige organisatorische Voraussetzungen und methodische Vorüberlegungen: Zunächst sollte eine möglichst homogene Gruppe (Patienten gleichen Schweregrades) zusammengesetzt werden. Ist dies nicht möglich, kann man mit differenzierter Aufgabenstellung arbeiten. So können im Rahmen der inneren Differenzierung kleinere Gruppen gebildet werden, die eine Übung mit dem jeweils angemessenen Schwierigkeitsgrad absolvieren. Zum anderen können im Rahmen einer offenen Arbeitsweise Bewegungsaufgaben gestellt werden, die in Partner- und Gruppenarbeit geübt bzw. bearbeitet werden.

Bei Gymnastikgruppen mit Patienten im fortgeschrittenen Krankheitsstadium muß klar strukturiert und nach dem Grundsatz «Vormachen – Nachmachen» gearbeitet werden. Methodische Prinzipien wie «vom Leichten zum Schweren» und «vom Einfachen zum Komplexen» stellen sicher, daß die Gruppe nicht überfordert wird und Grenzen ausgelotet werden können.

Einen Rahmen schaffen, der dem Parkinson-Patienten gerecht wird. Die Neigung der Parkinson-Patienten, in einfache und enge Bewegungsmuster zu verfallen, zeigt sich auch in der Gruppe: So kann man beobachten, wie die Gruppe den engen Raum förmlich sucht und sich bei freier Bewegung in immer engeren Kreisen bewegt. Um dies zu ändern, läßt man die Patienten die enge Bewegung erfahren und wahrnehmen und kann in einem zweiten Schritt mit dem Einsatz von Geräten mit Aufforderungscharakter die Ausführung und Erfahrung größerer Bewegungsradien ermöglichen. Unter diesem Aspekt können auch Geräte zur Strukturierung des Raumes eingesetzt werden, indem beispielsweise mit Seilen Pfeile gelegt werden, die in unterschiedliche Bewegungsrichtungen weisen. Die Bewegungsabläufe können dabei durch eine externe Taktgebung, die das Gefühl für einen Bewegungsrhythmus stützt, gefördert werden: z. B. durch Musik mit einem deutlich erkennbaren Grundschlag, der den Rhythmus beim Gehen stimuliert.

Therapeutische Ziele. Die motorisch funktionellen Übungen der Gruppengymnastik zielen darauf ab, die Beweglichkeit der Gelenke zu erhalten oder zu verbessern. Sie trainieren und verbessern die Gleichgewichtsfähigkeit, die Gewichtsverlagerung und Gleichgewichtsreaktionen und dienen der Erhaltung der Körperstellreaktionen und der Übung von Schutzschritten. Hinzu kommen alle Gesichtspunkte der Gehschule, Haltungsschule und die Verbesserung der Wahrnehmung als Grundvoraussetzungen, Übungen überhaupt umsetzen zu können.

Psychomotorische Ziele. Die Gruppengymnastik bietet dem Patienten die Möglichkeit, den Sinn der Übungsinhalte und eine positive Erlebnisqualität im Austausch mit den anderen Patienten in der Gruppe zu erleben. Der Gruppenleiter kann die Rolle des Moderators übernehmen, kann auf Probleme oder auch auf neue Wahrnehmungsqualitäten hinweisen, die sich herauskristallisieren. Themen und Inhalte können von den Patienten entsprechend aufgegriffen und bearbeitet werden. Der unverbindliche Einstieg in ein Thema kann dabei spielerisch erfolgen und in den Bewegungsabfolgen neu ausprobiert werden, die wiederum Erinnerungen und Erfahrungen an Spiele aus der Kindheit bei den Patienten wecken: «Ach ja, als Kinder sind wir auf solchen Bällen gesessen und gesprungen» oder «Jetzt geht dieses alles nicht mehr». Gerade diese emotional-affektiven Erfahrungen können viel zur psychischen Bewältigung der Parkinson-Erkrankung beitragen, und die Gruppe für sich gerät wiederum emotional in Schwingung und Bewegung.

Diese Arbeitsweise muß dem Patienten aber auch immer den Weg offenlassen, sich zurückzunehmen, aus dem Bewegungsangebot auszusteigen, wobei dann entsprechend negativ besetzte Emotionen nach der Übung besprochen und geklärt werden sollten.

Konkrete Übungsinhalte und Anwendung von Geräten. Bei Gruppenübungen mit Dehnungen und Mobilisation zur Verbesserung der allgemeinen Beweglichkeit, bei koordinativen Übungen der Gehschule (Gehen im Kreuzgang in verschiedenen Variationen) und bei Gleichgewichtsübungen werden Pezzi-Ball, Trampolin, Therapiekreisel, Balance-Pad oder auch das Flexa-Band, Stab, Reifen, Ringe, Keulen, Soft- und Gymnastikbälle und Handtücher eingesetzt. Geräte wie Bänder, Tücher und Reissäckchen, die von vornherein eine noch gute oder schwungvolle Beweglichkeit erfordern, können bei Parkinson-Patienten nur bedingt eingesetzt werden. Der wichtigste Grundsatz aller Übungen ist: «Das Ziel bestimmt die Übung, nicht umgekehrt!»

Wahrnehmung und Konzentration. Im Rahmen der funktionellen Übungen spielt bei Patienten in fortgeschrittenen Krankheitsstadien die Wahrnehmung des Bodens bzw. der Füße eine wesentliche Rolle. Unterschiedlich beschaffene Böden (Kies, Sand usw.) helfen, die Wahrnehmung zu schulen. In der Gruppengymnastik kann zusätzlich mit verschiedenen Schrittvariationen evtl. zu Musik gearbeitet und so die Wahrnehmung weiter verbessert werden.

In einer themenzentrierten Stundengestaltung kann eine spezifische Wahrnehmungsschulung durchgeführt werden, d. h., es werden Übungen angeboten, die bewußt Raum für subjektive Wahrnehmungen lassen. So kann man Bewegungsabfolgen mit geschlossenen Augen auf sich wirken lassen, sich hierbei auf Tempo und Sicherheit der Schritte konzentrieren und dadurch neue, intensivere körperliche Wahrnehmungen erfahren. Es können ferner Schritte und Tempo so verändert werden, daß mehr Sicherheit entsteht und die Angst vor dem Hinstürzen abnimmt. Die Wahrnehmung der Bewegungsabfolge kann auch auf der kognitiven Ebene reflektiert werden; so kann ein Prozeß in Gang gesetzt werden, der es ermöglicht, Off-Phasen differenzierter wahrzunehmen, besser zu ertragen und mit diesen qualvoll erlebten Phasen umzugehen. Auch in solch schlechten Phasen werden Bewegungsabfolgen wahrgenommen, die noch funktionieren und intakt sind.

Physikalische Therapie (passive Therapieformen). Die passiven Therapieformen wie klassische Massagen, heiße Rolle, Fango, Heißluft, Eis, Bäder und Elektrotherapie erweitern den physiotherapeutischen Behandlungskomplex. Über die Mehrdurchblutung und schmerzlindernde Wirkung der oben genannten Maßnahmen erreicht man eine günstige Beeinflussung des erhöhten Muskeltonus und auch der Beweglichkeit. Welche Maßnahmen zur Anwendung kommen, hängt letztendlich vom aktuellen Beschwerdebild und der Konstitution des Patienten ab. Ebenso müssen die Gegenanzeigen wie zum Beispiel Hauterkrankungen, akut entzündliche Prozesse, fieberhafte Infekte, Herz- und Kreislauferkrankungen beachtet werden.

Eine weitere eher passive Therapieform ist die *komplexe physikalische Entstauungstherapie* (KPE). Diese beinhaltet Lymphdrainage und Kompressionsbandage, kombiniert mit Bewegungsübungen. Ziel der Therapie ist eine Verbesserung des venösen und lymphatischen Rückflusses. Besonders in späten Stadien kann es aufgrund der Inaktivität zu Ödemen kommen, die man mittels KPE therapieren kann. Kontraindikationen der Lymphdrainage sind akutes Venenleiden (Emboliegefahr), jede akute Entzündung sowie ein cardial bedingtes Ödem. Kontraindikationen für die Bandagierung sind arterielle Verschlußkrankheiten und cardiales Ödem.

6. Psychologische Hilfen zur Krankheitsbewältigung

Das Leben mit dieser Krankheit birgt viele Überraschungen: unangenehme, aber auch sehr wohl angenehme! Eine der größten angenehmen Überraschungen ist es, zu entdecken, daß die eigenen Stärken den weiteren Verlauf der Krankheit durchaus lenken können.

Es gibt wohl nur wenige neuropsychiatrische Erkrankungen, bei denen die wechselseitigen körperlich-seelischen Einflüsse von so wesentlicher Bedeutung auf die Symptome und den Zustand des Patienten sind wie beim Morbus Parkinson und den verwandten Erkrankungen. Deshalb sollte es selbstverständlich sein, klinische Psychologen und Psychotherapeuten in die Betreuung der Patienten mit einzubeziehen. Diesen Therapeuten kommen dabei zwei wesentliche Aufgaben zu: einerseits die psychometrische Diagnostik (z. B. Durchführung von Persönlichkeitsverfahren oder Testuntersuchungen zum Leistungsprofil oder die Abgrenzung zwischen beginnender Demenz und Bradyphrenie bzw. depressiver Pseudodemenz) und andererseits die psychotherapeutische Führung und Begleitung der Patienten. In diesen Prozeß sollten, so oft es möglich ist, die Angehörigen miteinbezogen werden, insbesondere bei Problemen in der Akzeptanz (dem Annehmen) der Erkrankung, im Hinblick auf Zukunftsperspektiven, verbunden mit der oft depressiven Entwicklung des Patienten.

Eine Chance hierzu bietet die regelmäßige Teilnahme an psychotherapeutischen Einzel- und Gruppengesprächen, aber auch an «übenden Verfahren», wie z. B. Entspannungsverfahren (Autogenes Training oder Progressive Muskelrelaxation), und schließlich auch an solchen Verfahren wie dem Brain-Jogging und Kreativübungen. Insbesondere stellen sich aber im Rahmen der psychotherapeutischen Betreuung Fragen zur Lebensqualität, und hier ergeben sich fließende Übergänge zu Problemen der Krankengymnastik, der Ergotherapie und auch der Sprachtherapie.

Im einzelnen konnte durch wissenschaftliche Untersuchungen belegt werden, daß Parkinson-Patienten häufig unter nachfolgenden Problembereichen leiden:

- Verstärkung der Symptome unter Streß und Konzentration (97 %)
- im Rahmen der Erkrankung auf die Hilfe anderer angewiesen zu sein (80 %)
- depressive Verstimmungszustände (74 %)
- Schlafstörungen (73 %)
- Angstzustände (62 %)
- Kommunikationsstörungen (mitbedingt durch die Sprechstörungen, durch Störungen der Feinmotorik, der Mimik und Gestik) (61 %)
- Schwierigkeiten in ihrer Sexualität (44 %)
- Verschlechterung der Partnerbeziehung (38 %).

Zur Funktion des Psychotherapeuten: Vom «Feuerwehrmann» zum «Archäologen» bis zum «Architekten». Aus solchen Problembereichen der Patienten ergibt sich eine erste Funktion des Psychologen in der «Feuerwehrfunktion»: Trotz aller nicht zu leugnenden Verluste durch die Erkrankung können Therapeuten (Psychologen, Ärzte, Physiotherapeuten) die Überzeugung vermitteln, daß bestimmte «Brandschäden» (körperliche und seelische Symptome) eingrenzbar sind und weiteren «Bränden» (Krisen) vorgebeugt werden kann. Die Patienten können hierbei erkennen, wie sie selber Symptome und Probleme im Verlauf der Erkrankung dämpfen oder gar beherrschen können.

Der nächste Schritt umfaßt die «Archäologenfunktion» des Psychotherapeuten. Die Arbeit mit dem Patienten und den Angehörigen zielt hier darauf ab, sich selbst und die eigenen Stärken und Schwächen unter einer anderen, neuen, vielleicht realistischeren Perspektive zu sehen und althergebrachte, aber nachteilige Gewohnheiten, Erwartungen und Einstellungen zu ändern, insbesondere aber tatsächlich noch vorhandene, noch nicht entdeckte Fähigkeiten und Ressourcen zu erschließen.

Die «Architektenfunktion» schließt hier an und zielt darauf ab, noch schlummernde Stärken zur Entwicklung neuer Perspektiven, Lebenspläne und Kompetenzen, insbesondere unerkannter Verhaltensweisen aufzubauen, um so effektive Stärken und positive Ansichten zu entwickeln.

Psychotherapie als «Feuerwehr». Es ist eine der großen Überraschungen dieser Krankheit zu erleben, daß man als Patient, mit Hilfe von Medikamenten, Physiotherapie und psychotherapeutischen Maßnahmen, selbst die Symptome der Erkrankung beeinflussen kann.

Im Unterschied zur erfolgreich heilenden Funktion der Psychotherapie bei neurotischen Störungen, Angsterkrankungen oder Depressionen ist bei der psychotherapeutischen Betreuung Parkinson-Kranker zu berücksichtigen, daß hier vor allem Kriseninterventionen bzw. eine lindernde und begleitend-stützende Funktion der Psychotherapie von Bedeutung sind. Gerade aufgrund der oft schweren Verluste und Defizite, die die Patienten im Verlauf der Störungen erleben, neigen viele auf der affektiven Seite zu depressiven Verstimmungszuständen und auf der kognitiven Seite zum sogenannten «Katastrophendenken». Die Symptomatik schränkt nicht nur die Alltagsmöglichkeiten der Patienten ein, auch die Kommunikation im Beruf, die Pläne für den Urlaub, Hobbys, Familienleben und der Freundeskreis werden massiv eingegrenzt. Gerade das Zittern als «öffentliches Symptom» begünstigt und fördert die Tendenz, sich aus dem öffentlichen Leben zurückzuziehen und sich abzukapseln. Ebenso fühlen sich die Patienten durch die Fallneigung im Rahmen der beeinträchtigten Stell- und Haltereflexe oder auch durch die eingeschränkte Mimik und Gestik zunehmend verunsichert, die gewohnte Selbstkontrolle geht immer mehr verloren, und so wird das Leben unkalkulierbarer und unsicherer, was wiederum zu verstärkten, aber verständlichen Rückzugstendenzen führt.

Depressionsbehandlung. In dieser sowohl im privaten wie im beruflichen Bereich veränderten Lebenssituation ist es leicht nachvollziehbar, daß viele der Patienten schon bei Beginn der Erkrankung mit einer einfühlbaren Depression reagieren, und gerade in den frühen Phasen steht die psychotherapeutische Betreuung mit Einzelgesprächen im Vordergrund: Mit den Patienten über ihre Gefühle, Wahrnehmungen und Gedanken zu sprechen und wie sie diese Verstimmung erleben; ferner das Fokussieren auf die Verluste und Defizite anzusprechen und auch das Überbewerten dieser Einschränkungen. Nicht selten erlebt man, daß die Patienten noch bestehende positive Eindrücke und Erlebnisse völlig vergessen, ausblenden oder auch entwerten.

Die Patienten zeigen oft ein «reines Schwarzweißdenken»; es gibt für sie häufig nur «ein Alles oder Nichts», und die «vielen Grautöne» zwischen den extremen Polen werden von ihnen kaum mehr wahrgenommen. Meist ist im Rahmen dieser frühen stützenden Gespräche eine zusätzliche medikamentöse antidepressive Behandlung nicht erforderlich.

Im weiteren Verlauf der Erkrankung kommt es insbesondere mit Zunahme der Schwankungen des Bewegungsablaufes vermehrt zu stärker ausgeprägten Verstimmungszuständen, bei denen neben einer psychotherapeutischen Führung und Betreuung auch eine medikamentöse antidepressive Behandlung erforderlich wird.

Streßbehandlung. Psychotherapeutische Behandlungsmethoden gegen «den Streß» gehören zu den ältesten und erfolgreichsten psychologischen Anwendungen. Bei nahezu allen Parkinson-Patienten ist unter Streßbedingungen, in Belastungssituationen oder unter gefühlsmäßiger Erregung eine Zunahme der Symptome zu beobachten, d. h., es kommt zu einer Verstärkung der Tremorsymptomatik und zu einer Verschlechterung der Beweglichkeit. Entscheidend ist dabei nicht so sehr, ob es sich tatsächlich um eine schwierige oder belastende Situation handelt, sondern wie der Patient diese Situation, die auch nur «eine ganz banale Lebenssituation» sein kann, erlebt: Wenn ein Patient beispielsweise im Supermarkt an der Kasse steht, sich hinter ihm eine lange Schlange bildet und er unter dieser Anspannung das Portemonnaie nicht zücken kann; wenn er am Bankschalter aufgefordert wird, eine Unterschrift zu leisten, oder wenn er sich im Restaurant aufgrund seiner feinmotorischen Unsicherheit beim Umgang mit Messer und Gabel beobachtet fühlt.

Verhaltenstherapeuten haben leicht erlernbare Streßbewältigungsmethoden für solche Situationen entwickelt: *Selbstinstruktionen* (sich selber Mut machen) wie: «Ich lasse mich nicht von anderen hetzen! Auch wenn ich zittere, bin ich immer noch der gute alte.» «Und wenn die noch so gaffen, na und!»; ferner *Entspannungsübungen* wie das Autogene Training, die Progressive Muskelentspannung, Yoga, die Fünf Tibeter oder die Feldenkrais-Methode. Wenn man diese Übungen unter professioneller Anleitung lernt und regelmäßig übt, kann man sie auch dann einsetzen, wenn man einem leichten oder mittelstarken Stressor ausgesetzt wird. Mit einiger Erfahrung kann man so den eigenen Beitrag zur Krankheitsbewältigung und zur Dämpfung der Symptome direkt beobachten und wahrnehmen.

Schlafstörungen. Viele Parkinson-Patienten leiden unter Ein- und Durchschlafstörungen, wobei sie häufig deshalb schlecht schlafen, weil sie sich nachts im Bett kaum umdrehen können. Ferner treten Schlafstörungen auch im Rahmen der begleitenden Depressionen auf. Für jeden Patienten bedeutet eine schlechte Nachtruhe schlechtere Startchancen für den nächsten Morgen, mit Konzentrationsmangel, Müdigkeit, herabgesetzter Leistungsfähigkeit, schlechterer Stimmung und Reizbarkeit. Die Behandlung umfaßt den Einsatz von Dopamimetika zur Verbesserung der nächtlichen Beweglichkeit, ergänzt durch eine Behandlung mit schlafanstoßenden Antidepressiva. «Schlafhygienemaßnahmen» umfassen die Umstellung des Tagesrhythmus: tagsüber weniger oder gar keine Schlafpausen einlegen, mehr körperliche Aktivitäten, später zu Bett gehen. Entspannungsübungen und Selbstinstruktionen («Heute schlaf ich sanft durch!») können das Ein- und Durchschlafen erleichtern. Sinnvoll ist auch die Umstellung der Ernährung: So sollten anregende Mittel wie Kaffee oder Schwarztee am Abend vermieden werden, bevorzugt wird leichtere Kost, ergänzt durch das altbekannte «warme Glas Milch» vorm Schlafengehen. Für nächtliche Wachphasen können die Patienten sich zusätzlich sinnvolle Tätigkeiten überlegen. Ergänzend werden verhaltenstherapeutische Strategien wie Kognitive Umstrukturierung, Stimuluskontrolle und Symptomverschreibung eingesetzt.

Hilfe bei Ängsten. Nach großangelegten Untersuchungen in den USA weisen bis zu 40 % aller Parkinson-Patienten krankhafte Formen von Angstsyndromen auf, wobei ein Teil dieser Ängste bereits aus der Zeit vor Beginn der Parkinson-Erkrankung herrührt. Mit Akzentuierung der neurologischen Symptomatik ist dann auch ein gehäuftes Auftreten von Ängsten zu beobachten, bis hin zu klassischen Panikattacken. Auch hier erweisen sich beim Abbau der Ängste vielfach die Gruppengespräche als hilfreich, vor allem mit solchen Patienten, die schon mit entsprechenden Angstsituationen konfrontiert waren und diese überwunden haben, so daß solche Patienten oft unerwartet gute Vorbilder für andere sein können. Ergänzt werden die psychotherapeutischen Maßnahmen durch klassische Übungsverfahren, aber auch durch Techniken aus der Verhaltenstherapie, wie Reaktionsverhinderung, Situationswiederholung, Modell-Lernen, Gedankenstop oder auch Biofeedback.

Hilfe bei Sexualproblemen. Unsere Sexualität ist ein wichtiger Teil unserer psychosozialen Entwicklung und unterstützt unsere Gesundheit in mannigfacher Weise. Wenn auf diesem Gebiet Probleme entstehen, und dies ist generell bei mehr als 50 % der Parkinson-Patienten der Fall, ist die Krankheit häufig nicht direkt die Ursache, sondern entweder das Alter (bei Männern ist die Potenz stark altersabhängig) oder zusätzliche Erkrankungen (wie Bluthochdruck, Zuckerkrankheit, Schilddrüsenüber- oder -unterfunktionen usw.). Aber am stärksten «sexualitätsfördernd» oder «sexualitätshemmend» wirkt sich die Art und Weise aus, wie ein Patient oder eine Patientin mit der Krankheit und den eigenen Gefühlen umgeht. Das heißt, es wird sich auf das sexuelle Erleben der Patienten auswirken, wie sie die Erkrankung und deren Einfluß auf ihr Sexualleben annehmen und damit auch umgehen können. Im Rahmen mehrmonatiger stützender Gespräche können Beeinträchtigungen der Sexualfunktion behoben oder befriedigende Alternativen entwickelt werden. Eine gelungene sexuelle Beziehung kann die Partnerschaft, die allgemeine Gesundheit, das Alltagsleben und die Bewältigung dieser Krankheit verbessern.

Fragen zur Berufstätigkeit. Wenn ein Parkinson-Patient berufstätig ist, entstehen automatisch positive Möglichkeiten zur Krankheitsbewältigung und gelegentlich auch belastende Gefahren. Die berufliche Arbeit bietet nicht nur finanzielle Vorteile, sondern auch

geistige, soziale und körperliche Anregungen, die eine Person
«frisch halten» und auch einen wichtigen Sinn im Leben gewährleisten. Insofern kann eine Arbeitsstelle eine besondere Form von
Therapie sein. Bei manchen Tätigkeiten aber können die Belastungen in Form von Streß, Überforderung, körperlicher wie auch gei-
stiger Anstrengung überhandnehmen und eine erfolgreiche Bewältigung der Erkrankung auf Dauer gefährden. Im Interesse der
zukünftigen Gesundheit kann es in solchen Fällen vorteilhaft sein,
die Stundenzahl zu reduzieren, den Arbeitsplatz oder Verantwor-
tungsbereich zu wechseln oder sogar eine vorzeitige Pensionierung
ins Auge zu fassen.

Hilfe für Angehörige. Schon zu Beginn der Erkrankung können
die Angehörigen einen nicht unerheblichen Teil zur Bewältigung
oder auch Nichtbewältigung dieser Störung beitragen, und wir
erleben ferner, daß spätestens im Langzeitverlauf der Erkrankung,
wenn der Patient zunehmend auf die Hilfestellung der Angehörigen angewiesen ist, diese vermehrt in die Bewältigung des Krank-
heitsgeschehens involviert werden. Ein wesentlicher Aspekt ist,
daß gerade auch die Sorgen und Unsicherheiten, die Frustrationen
und die Trauer, aber in größerem Maße noch die Stärken und Ressourcen, die Fähigkeiten und Talente der Angehörigen wichtige
Gesichtspunkte in der gemeinsamen Erkrankungsbewältigung
darstellen. Beim Versuch, diese Erkrankung im Rahmen einer
Partnerschaft oder auch innerhalb einer Familie zu bewältigen,
können sich die Partner gegenseitig unterstützen oder aber auch
behindern, so daß gerade im letzteren Falle doch häufig eine psychotherapeutische Intervention mit professionellen Therapeuten
im Hinblick auf Lösungsmöglichkeiten erforderlich wird. Aber
auch für die Angehörigen unter sich sind oft stützende Gespräche
mit einem Psychotherapeuten angebracht, um die eigene Trauer
und Enttäuschung zu verarbeiten oder um neue «Energiequellen»
im Umgang mit dem kranken Partner zu entdecken. Gerade in den
Parkinson-Fachkliniken wird hier für die Angehörigen im Rahmen
von Seminaren und Einzelgesprächen Hilfestellung angeboten. Ergänzt werden diese Leistungen durch Angehörigentreffs und Bera-
tungen der Deutschen Parkinson-Vereinigung.

Psychotherapie als «Archäologie». Die psychotherapeutische Arbeit mit Parkinson-Kranken ist zuallererst auf eine entlastende Funktion ausgerichtet, bei der die Patienten ein ausreichendes Maß an emotionaler, kognitiver und sozialer Unterstützung erfahren. Der Therapeut wird dabei zum einen helfen, einige der «aktuell brennenden Probleme» anzugehen; wenn dieses zunächst nicht möglich erscheint, wird man versuchen, Teilziele zu formulieren oder auch die Dynamik der belastenden Prozesse «zu dämpfen». Dabei ist es ganz wesentlich, daß der Therapeut den Patienten hilft, in sich «in die Tiefe» zu horchen und herauszufinden, was von ihrem bisherigen beruflichen und privaten Leben nun nicht mehr möglich ist, nicht mehr umgesetzt und gelebt werden kann, und zum anderen zu entdecken, welche ungeahnten Fähigkeiten und Möglichkeiten in dem Patienten «schlummern», die geweckt und weiterentwickelt werden können, um so die Erkrankung besser zu bewältigen.

So wie der Archäologe in die Tiefe gräbt, den Aushub weglegt und hoffentlich ungeahnte Schätze birgt, hilft der Psychotherapeut bei dieser «Tiefenarbeit»: «Suche in deiner Welt, leg weg, was dir nicht mehr hilft, behalte aber und baue aus, was dir nützt, entdecke neue Möglichkeiten und Quellen, die dir bislang noch nicht geläufig waren.» Der Therapeut kann den Patienten hierzu den Einstieg erleichtern und beim Arbeitsanfang helfen; im weiteren Verlauf besteht dann die Möglichkeit, daß der Patient lernt, diese Arbeit fortzusetzen als sein eigener «Co-Therapeut», und dabei realistisch einschätzt, wie er jetzt mit liebgewordenen Gewohnheiten, Vorhaben und Aktivitäten (wie z. B. Auto- oder Fahrradfahren, sportlichen Aktivitäten, Hobbys oder auch beruflichen Aktivitäten) umgehen muß. Umgekehrt ist es eine der positiven Überraschungen dieser Krankheit, wenn man ganz neue und ebenso attraktive und interessante Beschäftigungen und Aktivitäten entdeckt, die man sich vorher gar nicht zugetraut hätte.

Gerade zu Beginn der Erkrankung erlebt der Patient ja vor allem seine negative Selbstwahrnehmung mit den Einschränkungen und Verlusten, die ihn treffen; die noch verbleibenden Fähigkeiten dagegen werden außer acht gelassen und wiegen im Unterbewußtsein die Verluste nicht auf. Die so beeinträchtigte Motivation erschwert von Anfang an eine realistische Auseinandersetzung mit den Gegebenheiten der Erkrankung und erschwert eine effektive Bewältigung, insbesondere im Hinblick auf ein realistisches, positives Bild der eigenen Zukunftsperspektive.

Im Rahmen von Einzelgesprächen, aber auch Gruppengesprächen mit anderen Patienten wird versucht, dieses «Zerrbild» der Realität zu öffnen, um dann positive Möglichkeiten in dieser Erkrankung wahrzunehmen und darüber hinaus neue Chancen und Ressourcen aufzutun, die der einzelne bislang nicht wahrgenommen hat. Es bedarf professioneller Hilfe, um den Patienten neue Lebensperspektiven und Lebenspläne aufzuzeigen und sie zu ermutigen, die Perspektiven im Rahmen dieser Erkrankung anzunehmen und sich damit zu arrangieren.

Psychotherapie als «Architektur». So wie der Architekt die Gegebenheiten eines Grundstückes und die Vorstellungen des Bauherrn berücksichtigt, Pläne schmiedet und daraufhin ein neues Gebäude mit aufbaut, so wird der Therapeut Vorschläge für neue Lebenspläne mit einem Patienten gemeinsam erarbeiten. Wenn der Therapeut diese Rolle übernimmt, will er dem Patienten und seinen Angehörigen aufzeigen, sich nicht einfach Hoffnungen auf Verbesserungen zu machen (wie in der «Feuerwehrphase») oder sich Gedanken über die alten, nicht mehr so effektiven Gewohnheiten oder neue und unbewußte Talente zu machen (wie in der «Archäologenphase»). Er will vielmehr dem Patienten helfen, selbst zu handeln, neue Tätigkeiten auszuprobieren oder altvergessene Tätigkeiten wiederzubeleben. In dieser Phase geht es um konkretes Handeln, um beeinträchtigte Fähigkeiten zu stabilisieren oder gar zu verbessern bzw. durch andere zu ersetzen, um zukünftigen Rückschlägen vorzubeugen und vor allem, um wieder mehr Freude am Leben und Sinn im Leben zu gewinnen.

Der Patient, der seine Krankheit bewältigt (und nicht von ihr überwältigt wird), ändert notwendigerweise viele seiner Lebensgewohnheiten und Ziele. Ohne weiterführende, regelmäßige Aktivitäten hat der Patient, auch bei sonst bester medikamentöser

Einstellung, schlechtere Chancen, die Krankheit psychisch in seinem neuen Alltagsleben zu bewältigen. Dies ist eindeutig keine leichte Herausforderung. Während dieser Phase kann eine psychotherapeutische Führung dem Patienten helfen, handlungsfähig zu werden oder zu bleiben.

Verhaltenstherapeuten haben hierzu sehr interessante und erfolgreiche Methoden entwickelt und eingesetzt, wie das Rollenspiel, die Verhaltensübung, das Modell-Lernen, die Verhaltensinstruktion, kognitive Methoden (wie Neubenennen, Problemlösungsstrategien), Feedback, die Verhaltensübung in realen Situationen, die verdeckte Übung, die Verhaltensprobe und das Selbstsicherheitstraining. Mit Hilfe dieser Methoden kann ein geübter Therapeut einem Patienten helfen, sein Aktivitätsniveau zu erhöhen und zu verstärken.

Abgrenzung gegenüber anderen psychotherapeutischen Richtungen. Eine derart konzipierte und praktizierte Psychotherapie ist nur im Rahmen eines gesamten Therapieplanes (optimale oder suboptimale medikamentöse Einstellung, gezielte physiotherapeutische und logopädische Maßnahmen) effektiv, um das Alltagsleben und die Lebensqualität der Patienten zu verbessern. Gerade diese Einbettung in die alltäglichen Belange verrät einen gegenüber traditionellen Schulen der Psychotherapie wie der Psychoanalyse wesentlichen Kurswechsel: Diese Form der Psychotherapie zielt zuerst ab auf die Probleme der Krankheitsbewältigung «im Hier und Jetzt» und weniger auf die Aufdeckung alter Traumata (emotional schmerzhafte Erlebnisse mit dauerhaften Konsequenzen für das Seelenleben). Die Aufarbeitung tiefenpsychologisch relevanter Dimensionen wie Träume oder die Veränderung wesentlicher Teile der Persönlichkeit spielen in der Psychotherapie Parkinson-Kranker eine untergeordnete Rolle. Gerade dies wirkt bei fast allen Patienten beruhigend, denn diese Form der Psychotherapie setzt ganz andere Schwerpunkte: Hier haben wir es angesichts des chronischen Verlaufs der Krankheit mit einer sich allerdings immer wieder akzentuierenden «chronischen Krise» zu tun, die einer «chronischen Krisenintervention» bedarf. Alte Gewohnheiten, auch

wenn sie als «Neurose» gelten sollten, erweisen sich oft als sta-
bilisierende, strukturgebende Elemente im Leben der Patienten
und sollten gerade deshalb respektiert und erhalten, aber nicht
«wegtherapiert» werden. Diese Form der Psychotherapie bleibt
vor allem eine «Hilfe zur Selbsthilfe im Alltagsleben». Sie ist
deshalb nicht auf eine «gehobene Diskussion» mit dem Patienten angewiesen, sondern schließt vielmehr auch körperzentrier-
te und gefühlsaktivierende Maßnahmen mit ein.

Die eingesetzten Behandlungsmethoden entstammen verschiedenen humanistischen Richtungen (wie der Supportiven Psychotherapie, der klientenzentrierten Gesprächstherapie und der nicht-
direktiven Therapie), verschiedenen Schulen der Kurzzeittherapie
und der kognitiven Verhaltenstherapie.

Welche Formen von Psychotherapie können helfen?

Die Stützende Psychotherapie. Wesentliche Elemente der Stützenden (oder Supportiven) Psychotherapie, die sich in allen Schulen der Psychotherapie finden, sind:

1. dem Patienten in einer kritischen Situation betont viel emotionale, soziale und kognitive Unterstützung zu geben,
2. bestimmte belastende Elemente (wie Kritik, Ansprüche, Überforderung oder auch nur negative Deutungen) eine Zeitlang
   auszuschließen und statt dessen dem Patienten eine eindeutig
   schonende und aufbauende Zeit zu ermöglichen,
3. Einübungen in die «harten Realitäten» erst langsam einzu-
   führen und die positiven Perspektiven für die Zukunft gemeinsam zu «entdecken».

Einige der Methoden dieser Psychotherapierichtung sind:

- das *«Prinzip der kleinen Schritte»*: Man fängt an mit den noch
  vorhandenen Fähigkeiten und baut von diesen weiter nach
  oben auf, anstelle nur das anvisierte Ziel im Auge zu behalten
  und alles danach zu beurteilen,
- *Isolieren und Identifikation* von konkreten Problemen
- *positive und häufige (kleintaktige) Rückmeldung* schon bei
  inhaltlichen Fortschritten und bei jedem Zeichen von Motivation und Anstrengung und nicht erst dann, wenn die Ergebnisse «richtig» sind,

• *konkrete Tips und Ratschläge* anstelle von allgemeinen und gut gemeinten, aber doch noch lange nicht erreichbaren Erwartungen.

Die Verhaltenstherapie. Die Verhaltenstherapie ist eine stark erfahrungsorientierte Form der Psychotherapie. Sie versucht, mit Hilfe wissenschaftlicher Methoden zu verstehen, wie wir zu unseren Vorstellungen, Wünschen, Bedürfnissen und auch Problemen kommen, um so zu zeigen, wie wir vieles daran dann selbst ändern können, wenn wir das so wollen.

Interessante neue Ideen in der Therapie. Das «klassische» therapeutische Repertoire wird durch ein immer größer werdendes Angebot an Methoden und Behandlungsmöglichkeiten erweitert. In einigen Kliniken werden bereits Alternativen mit Erfolg eingesetzt wie Bogenschießen, Eurythmie, Plastizieren und Musiktherapie; andere Kliniken haben Wassertherapie, Yogaübungen, die Fünf Tibeter, Qi-Gong-Kugeln oder Fechten mit Erfolg erprobt. Obwohl es viele Ähnlichkeiten zwischen der Hypnose und dem Autogenen Training gibt, liegen bislang keine wissenschaftlichen Erkenntnisse zum Einsatz dieser Methode bei Parkinson-Patienten vor. Ähnlich ist es mit der Feldenkrais-Methode, einer körperzentrierten Therapieform, die eine Verbesserung der psychischen Gesundheit, der allgemeinen Beweglichkeit und Haltung durch eine Schulung der Bewegung, der Selbstwahrnehmung, der Vorstellungen und der Gedanken erreichen möchte.

Besonders therapiebedürftige Zeiten. Viele Patienten reagieren bei der Diagnoseeröffnung mit Unglauben, Trauer oder sogar mit einem schockähnlichen Zustand, in dem sie auch nur wenig Informationen vom Arzt aufnehmen können. In dieser Zeit brauchen sie viel emotionale Unterstützung und einige Informationen darüber, daß die Krankheit zwar an Ausprägung zunehmen wird und Verluste mit sich bringt, daß sie aber auch sehr wohl positive Perspektiven in sich birgt, die man nicht sofort erkennen kann. Auch in der unmittelbaren Folgezeit sind starke Gefühle wie Frustrationen, Verzweiflung und Angst häufig an der Tagesordnung, aber auch Haß und Aggressionen. In dieser Zeit braucht der «neue» Patient weiterhin Unterstützung, aber allmählich auch mehr und gut dosierte Informationen zum weiteren Verlauf der Krankheit und vor allem Ermutigung zu seinem eigenen Beitrag zur Gesundheit und Krankheitsbewältigung. Hierbei muß die professionelle Beratung oder Begleitung ansetzen, um die Trauer zu lindern, die Verluste nicht zu übertreiben und insbesondere ein «Katastrophendenken» zu vermeiden; vielmehr kann wieder mehr Mut aufgebaut werden, und die Patienten können die positiven Perspektiven entdecken, die eigenen, vielleicht nicht einmal bekannten Ressourcen realistisch einzuschätzen.

Die erste Zeit mit «dem Parkinson» verläuft so meist recht problemlos und keineswegs belastend. Die Medikamente wirken so gut, daß man äußerlich kaum oder gar nichts von der Krankheit wahrnimmt und man diese ersten Jahre daher *Honeymoon-Phase* nennt. Manchmal kommt allerdings der erste «Schock» dann, wenn man einer eigentlich gutgemeinten Einladung zu einer Selbsthilfegruppe folgt oder die Tür zu einer Spezialklinik aufmacht: Hier erleben unerfahrene Patienten zum ersten Mal auch andere Patienten, die wesentlich schwerer erkrankt sind. Der Anblick solcher schwerkranker Menschen führt bei den leichter Betroffenen zu Angst und Panik vor ihrer eigenen, natürlich völlig offenen Zukunft. Die psychotherapeutische Arbeit hat gerade jetzt eine aufbauende Funktion, bei der die Patienten viel emotionale und kognitive Unterstützung erfahren. In ähnlicher Weise muß ein stationärer Patient auf das Alltagsleben außerhalb der Klinik therapeutisch vorbereitet werden, um ihm das Loslassen von der schützenden Atmosphäre einer Klinik zu erleichtern. Das Leben zu Hause schließt vor allem den eigenen Beitrag der Patienten zu ihrer Gesundheit ein. Hierbei muß der Patient nicht nur darüber informiert werden, welche Medikamente zu welcher Zeit und in welcher Dosierung eingenommen werden sollten, sondern auch darüber, was für Übungen er oder sie weiterhin machen sollte, um einen Lernerfolg aus dem klinischen Aufenthalt zu behalten oder sogar zu verbessern. Solche Übungen stammen aus den Bereichen: Krankengymnastik, Feinmotorik, Sprachtherapie, Gehirn-Jogging, soziale, spirituelle und sexuelle Übungen. Entsprechende Therapiepläne sind zwangsläufig konkret und sehr individuell den persönlichen Fähigkeiten, aber auch den persönlichen Bedürfnissen der Patienten angepaßt.

In vielen Fällen ist eine weiterführende kontinuierliche Beratung zu empfehlen, entweder um spezielle Probleme zu überwinden oder um bessere Strategien für die Zukunft zu erarbeiten. Das größte Potential für das erfolgreiche Bewältigen dieser Erkrankung sind die Fähigkeiten und die Motivationen der Patienten selbst und ihrer Angehörigen. Die Motivationen zu stärken und die Fähigkeiten zu entfalten und zu erhalten, verlangt eine sehr individuelle (biographienorientierte) Therapie und gleichzeitig sehr einfühlsame, stützende Therapeuten.

Das «Leben mit Parkinson» hat aber sicherlich viel und häufig mit Abschied zu tun: dem Abschied von der Gesundheit, von schönen und wichtigen Fähigkeiten, von Zielen und Hoffnungen für die Zukunft und vom sogenannten «normalen Leben». Aber auch das Leben mit dieser Krankheit hat eine besondere Herausforderung: nämlich zu entdecken, was Umformung und Neuorientierung alles bewirken können und wie man an Verlusten doch menschlich wachsen kann. Hier sind die Grenzen nach vorne nicht abgesteckt. Wer persönlich und kreativ auf das neue, von außen auferzwungene Leben eingeht, hat offensichtliche Einschränkungen, aber ebenso ungeahnte Chancen.

Für Patienten und Therapeuten gilt folglich: Test the rest ... of yourself ... and tender it! (Entdecke deine versteckten Reserven und pflege sie!)

7. Wann kommen operative Behandlungsverfahren in Frage?

Erste neurochirurgische Eingriffe bei Parkinson-Patienten gehen bis in die dreißiger Jahre des letzten Jahrhunderts zurück. Damals wurde beobachtet, daß Parkinson-Patienten mit einem Schlaganfall weniger Ruhetremor und Rigor der betroffenen Körperseite aufwiesen, allerdings nach Abklingen der durch den Schlaganfall hervorgerufenen Lähmungen wieder darunter zu leiden hatten. Die Entwicklung stereotaktischer Operationsverfahren in den 40er Jahren ermöglichte dann durch eine gezielte Ausschaltung von bestimmten Hirnkernen eine günstige Beeinflussung der Parkinson-Symptomatik.

Stereotaxie. Erste spezifische stereotaktische Eingriffe wurden 1947 durch E. A. Spiegel und Mitarbeiter durchgeführt. Diese Eingriffe werden in Lokalanästhesie vorgenommen; über ein kleines Bohrloch in der Schädeldecke wird die Lokalisationssonde eingeführt. Mittels Computer- und Kernspintomographie konnten in den 70er Jahren die Zielgenauigkeit und Lokalisation erheblich verbessert werden. Mittlerweile kann mit speziellen Computerprogrammen eine exakte Zielpunktlokalisation errechnet und intraoperativ über einen Monitor exakt verfolgt werden, so daß die Nebenwirkungsrate dieser Operationen, wie z. B. Blutungen, ganz gering ist. Gegenwärtig stehen zwei stereotaktische Verfahren zur Verfügung:

1. *Läsionsverfahren* mit struktureller Ausschaltung der Nervenzellen (z. B. Thalamotomie oder Pallidotomie),
2. *Deep brain stimulation* (DBS): Implantation einer Elektrostimulationssonde zur reversiblen funktionellen Ausschaltung umschriebener Kerngebiete (z. B. Thalamus, Globus pallidus internus, Nucleus subthalamicus).

Die Operation erfolgt in Lokalanästhesie am wachen Patienten, um im Verlauf der Lokalisation und Sondierung der Kerngebiete die klinische Wirksamkeit des Eingriffs (z. B. Abnahme des Zitterns) zu beurteilen. So kann durch eine entsprechende Anpassung der Zielpunktlokalisation ein optimaler klinischer Effekt erzielt werden. Bei der strukturellen stereotaktischen Operation erfolgt die Ausschaltung der Nervenzellen durch eine Thermokoagulation. Bei den funktionellen Verfahren wird in der Regel eine mehrpolige Elektrode eingepflanzt, welche über ein unter der Haut verlaufendes Verbindungskabel mit einem programmierbaren Stimulator verbunden wird, der dann wie ein Herzschrittmacher in eine Hauttasche ober- oder unterhalb des Schlüsselbeins eingesetzt werden kann. Dieser Stimulator wird mit Batterien betrieben (Lebensdauer ca. 4 Jahre) und kann von außen mit Hilfe eines Magneten ein- und ausgeschaltet sowie programmiert werden.

Strukturelle stereotaktische Eingriffe wie die einseitige Pallidotomie zur Verbesserung von Dyskinesien oder die einseitige Thalamotomie zur Ausschaltung des Tremors werden heutzutage nur noch selten durchgeführt.

Bei den Implantationen scheint sich die Stimulation des Nucleus subthalamicus durchzusetzen, da durch diese Methode alle Kardinalsymptome des Parkinson-Syndroms und auch Wirkungsfluktuationen deutlich verbessert werden können. Durch die Stimulation ist auch eine Reduktion der Medikamentendosis möglich, wodurch Dyskinesien vermindert werden können. Die Komplikationen nach diesen stereotaktischen Eingriffen treten meistens in Form von Blutungen, Infektionen oder bleibenden kleineren neurologischen Schäden auf, und die Komplikationsrate wird mit 2 % angegeben. Die Mortalität (Sterblichkeit) liegt unter 1 %. Bei Eingriffen im Thalamusbereich werden vor allem Lähmungen, Sprachstörungen sowie Sehstörungen beschrieben. Dysarthrien und Dysphagien werden überwiegend nur nach beidseitigen Läsionen beobachtet. Bei der Elektrostimulation sind die Nebenwirkungen nach Ausschalten des Systems reversibel. Generell sind die Nebenwirkungen oder bleibenden Schäden unter der Neurostimulationsmethode seltener. Nachteile dieses Verfahrens sind die Implantation eines Fremdkörpers, die Beeinflussung des Systems durch elektromagnetische Störfelder sowie die relativ hohen Kosten.

Transplantationsverfahren. 1986 und 1987 wurden erste experimentelle Transplantationsoperationen bei Parkinson-Patienten durchgeführt, wobei den Patienten eigenes Nebennierenmarkgewebe in den Streifenkörper implantiert wurde. Diese Methode erbrachte aber enttäuschende klinische Ergebnisse.

Erfolgversprechender zeigte sich dann die Transplantation von menschlichem fetalen Mittelhirngewebe, die bisher weltweit bei mehr als 400 Patienten durchgeführt wurde. Dabei wird fetales Gewebe von mehreren 6–9 Wochen alten Embryonen im Rahmen eines stereotaktischen Eingriffs in den Streifenkörper der Patienten implantiert, wobei diese Implantation ein- oder beidseitig erfolgt. Therapieerfolge konnten bei derartig operierten Patienten nach einigen Monaten nachgewiesen werden, und auch die im Langzeitverlauf durchgeführten PET-Untersuchungen konnten zeigen, daß die Transplantate mehr als 5 Jahre überleben können. Auch bei Patienten, die aus anderen Gründen nach der Transplantation verstarben, konnte das Überleben der Zellsuspension aufgezeigt werden. Die Therapieerfolge umfaßten vor allem eine Verbesserung des Bewegungsablaufes, des Rigors wie auch der Fluktuationen, und es traten im weiteren Verlauf weniger Dyskinesien auf.

Im Unterschied zu sonstigen Organtransplantationen sind bei der Gabe von fetalen Zellen bislang kaum Abstoßungsreaktionen beobachtet worden. In der Anwendung dieser Transplantationsmethoden gibt es noch eine Vielzahl von Problemen: So sind ethische Fragen bislang nicht geklärt (unkontrollierter Embryonenhandel, Abtreibungsmißbrauch), ganz abgesehen von rein operationstechnischen Schwierigkeiten und auch von der Ungewißheit, wie lange derartige transplantierte Zellen überhaupt überleben können. Nicht zuletzt deshalb hat die Ethikkommission der deutschen Bundesärztekammer derartige Transplantationen in Deutschland vorerst untersagt.

Unter diesen Aspekten wird in der Grundlagenforschung derzeit nach alternativen Möglichkeiten geforscht, so zum Beispiel nach einer Verwendung genetisch veränderter Zellkulturen. Jüngst wurde auch über Transplantationsversuche mit Mittelhirnzellen vom Schwein bei Parkinson-Patienten berichtet, wobei ein Teil dieser Patienten über einen Zeitraum von 12 Monaten von dieser Transplantation profitierte. Auch konnte nachgewiesen werden, daß diese transplantierten Tierzellen überlebten.

8. Sprachtherapie –
Häufigkeit und Formen von Sprechstörungen

Schwierigkeiten beim Sprechen fallen bei sehr vielen Parkinson-Patienten auf, und sie können schon sehr früh auftreten. Im Verlauf der Krankheit finden sich Sprachstörungen bei bis zu 90 % der Patienten. Sie treten im wesentlichen in fünf Bereichen auf:

1. in der Lautstärke (Stimmgebung oder Phonation),
2. in der Deutlichkeit (Artikulation),
3. in der Sprechrate (Sprechtempo),
4. in der Ausdauer des Sprechens und
5. in der Tonhöhe und Sprechmelodie (Prosodie).

Entsprechend den Startschwierigkeiten beim Laufen, fällt es den Patienten oft schwer, den ersten Laut oder das erste Wort «über die Lippen zu bringen». Ähnlich verhält es sich mit Sprechproblemen, die sekundär als Folgeerscheinung der Haltungsstörung, der verflachten Atmung, eines Tremors der Lippen oder der Stimmbänder oder eines Rigors im Kehl- oder Halsbereich entstehen.

Die Stimme der Patienten wird im Verlauf der Erkrankung oft leise und gehaucht. Im schlimmsten Falle wird der Patient «aphon» (stimmlos). Die Aussprache einzelner Laute, aber auch die Übergänge zwischen den Lauten können beeinträchtigt sein, der Patient spricht dann teilweise oder durchgängig undeutlich. Andere Patienten reden auffallend langsam oder übertrieben schnell, so daß einzelne Laute, Silben oder ganze Wörter «verschluckt» werden. Manche Patienten können nur wenige Wörter oder Sätze sprechen, dann versagt ihnen die Stimme zusehends, und sie bekommen «kein Wort mehr heraus». Das Halten eines Tones (wie beim Singen) kann nur noch wenige Sekunden erfolgen. Die Melodie wird eintönig, monoton und umfaßt keine Oktave mehr. Die Tonhöhe ist auffallend tief oder hoch.

Unter logopädischer Anleitung läßt sich die Sprechqualität stabilisieren, und in vielen Fällen kann ein weiteres Nachlassen des Sprechens zumindest verzögert werden.

Grundsätzlich muß betont werden: Die parkinsonspezifischen Sprachprobleme unterscheiden sich grundlegend von denen eines Patienten nach einem Schlaganfall, denn sie bilden keine Aphasie, sondern eine Dysarthrie (Störung der Sprachartikulation) oder Dysarthrophonie (Störung von Sprachartikulation und Lautbildung) und werden auf übertriebene (hyperkinetische) oder mangelhafte (hypokinetische) Aktivierung der Sprech-, Atmungs- und Haltungsmuskel zurückgeführt und nicht auf Verletzungen (Läsionen) im Gehirn. Deshalb spricht man bei Parkinson-Patienten besser von Sprechproblemen und nicht von Sprachproblemen sowie von Sprechtherapie und nicht von Sprachtherapie.

Welche Folgen bringen die Sprechprobleme mit sich? Die Patienten werden in immer mehr alltäglichen Situationen nicht verstanden, die Ehepartner müssen den Patienten wiederholt bitten, deutlicher zu sprechen. Hieraus müssen zwangsläufig Mißverständnisse entstehen. Durch die häufigen Frustrationen im Gespräch mit anderen ziehen sich die Patienten zunehmend zurück. Sie erleben, daß sie trotz eigener Anstrengungen aufgrund ihrer mangelhaften Sprechqualität im Gespräch immer wieder übergangen oder sogar gemieden werden. Die Patienten erleben sehr schmerzhaft: «Wer nicht richtig spricht, wird nicht mehr angesprochen!» Der soziale Rückzug wirkt sich in der Folge negativ auf die intellektuelle und emotionale Leistungsfähigkeit und Motivation aus und begünstigt häufig eine Apathie.

Von der klassischen Sprachtherapie zu neuen parkinsonspezifischen Ansätzen. Die Sprechtherapie für Parkinson-Patienten in den 80er Jahren orientierte sich stark an der Behandlung von Patienten mit einer Aphasie. Es zeigte sich, daß mit dieser klassischen Therapie nur wenige Fortschritte erzielt werden konnten. In den USA wurde aber durch Ramig und Mead beobachtet, daß durch eine gezielte Erhöhung der Lautstärke eine Verbesserung der Atmung und des allgemeinen Sprechens erreicht werden kann. Mit der Zeit führt diese verbesserte Lautstärke auch zu einer Verringerung des Sprechtempos und zu einer Verbesserung der Artikulation und der Stimmodulation. Allein durch die bewußte Anstrengung, lauter zu sprechen, ergeben sich also Verbesserungen in allen anderen Sprechparametern. Die einzige Regel lautet «Denke laut!», und dies erleichtert wesentlich die kognitive Umsetzung, den «positiven Transfer» in das Alltagsleben und vor allem auch die Bereitschaft, weiterhin zu üben.

Die Technik ist seither als *Lee-Silverman-Methode* (nach einer der ersten erfolgreich behandelten Patientinnen benannt) eingeführt worden. Im einzelnen werden unter fachmännischer Anleitung drei Grundübungen gelehrt und regelmäßig geübt: die Fähigkeit, einen Ton länger anzuhalten, den Umfang der Tonhöhen (die Sprechmelodie) und dann die Lautstärke zu verbessern.

Diese Übungen sind am effektivsten, wenn sie sehr intensiv, zweimal pro Tag, fünfmal pro Woche, zwei Wochen lang, durchgeführt werden. Parallel dazu läuft vier Wochen lang ein Sprechtraining, das aus Wörtern und Redewendungen, Sätzen, Texten und freier Konversation besteht.

Ziel der Therapie ist es, bei leichter Sprechproblematik die Sprachkompetenz möglichst auf die ursprüngliche Kompetenz zu erhöhen, bei mittelstark ausgeprägten Schwierigkeiten die Patienten so weit zu bringen, daß sie die meiste Zeit verstanden werden, und sie bei erheblicher Sprechstörung in die Lage zu versetzen, zehn funktional wichtige Äußerungen jedesmal adäquat zu äußern. Ein weiteres Ziel bleibt es auch, die Sprechmotivation zu erhöhen und dem weiteren Verfall der Sprache vorzubeugen oder ihn zu verlangsamen. Der Erfolg dieser Therapie setzt ein regelmäßiges Üben zu Hause voraus, um die Lautstärke und dadurch die anderen Sprechparameter zu verbessern.

Von einer erfolgreichen Sprechtherapie profitieren vor allem Patienten, die schon vor dem ersten Auftreten sprachlicher Probleme vorbeugend an spezifischen Sprechübungen teilnehmen und diese zu Hause regelmäßig fortführen. Sind schließlich Sprachprobleme aufgetreten, so ist eine kontinuierliche logopädische Betreuung zum Erlernen neuer Techniken immer wieder erforderlich. Hinzu kommen sogenannte «versteckte Übungen» wie Teilnahme an aktiven Gesprächen, lautes Vorlesen, Training der Mimik vor dem Spiegel, Lachen, Pfeifen, übertriebenes

Kauen oder auch gesprächsbegleitende Übungen in der Krankengymnastik oder bei Atemübungen, Entspannungs- oder Halteübungen.

Zusätzlich können bei einzelnen Patienten technische Hilfsmittel wie «Sprechleitern» oder «Sprechscheiben» (*Pacing Board*) zur Verbesserung des Sprechrhythmus eingesetzt werden. Bei schwerwiegenderem Verlust der Sprechqualität kommen individuelle Sprechtafeln oder Sprachcomputer zum Einsatz. Schließlich befinden sich gegenwärtig akustische und visuelle Biofeedback-Methoden und das *Delayed Auditory Feedback* mit Hilfe eines Kehlkopfmikrofons in Erprobung.

Die Angehörigen mit einbeziehen. Es hat sich als außerordentlich effektiv erwiesen, die Angehörigen im Rahmen der sprechtherapeutischen Einzel- und Gruppensitzungen mit einzubeziehen, da sie zu Hause ein unerläßlicher «Co-Therapeut» sind und dem Patienten regelmäßig Rückmeldung über ein effektives Üben und Lernen geben können. Die Angehörigen sind ferner wichtig zur regelmäßigen Motivation der Patienten, um sie zum kontinuierlichen Üben anzuhalten, denn nur so bleibt der Lerneffekt der Sprechübungen bestehen.

9. Ergänzende Behandlungsmaßnahmen

Diätetische Behandlungen. Spezielle diätetische Maßnahmen stehen in der Therapie des Parkinson-Syndroms nicht zur Verfügung. In Spätstadien der Erkrankung, wenn Fluktuationen der Beweglichkeit auftreten, können diese durch eine eiweißeinschränkende Diät verbessert werden. Dabei ist es nicht erforderlich, eine strikte Eiweißdiät einzuhalten, vielmehr sollte der Patient darauf achten, daß zwischen der Einnahme von L-Dopa und eiweißreichen Mahlzeiten ein gewisser Zeitabstand besteht; d. h., der Patient sollte L-Dopa etwa $1/_2$ Stunde vor größeren eiweißreichen Mahlzeiten (mit viel Fisch und Fleisch) einnehmen oder $1^1/_2$ Stunden nach solchen Mahlzeiten. Der Grund für diese Interaktion von eiweißreichen Mahlzeiten und L-Dopa liegt darin, daß auch die Eiweiße an der Blut-/Hirnschranke über denselben Transportmechanismus wie L-Dopa in das Zentralnervensystem transportiert werden und so an der Blut-/Hirnschranke mit L-Dopa konkurrieren. Allgemein sollte man betonen, daß die Ernährung die Gesundheit direkt stützen kann und dadurch eine gute Grundlage zur Bewältigung der Parkinson-Erkrankung darstellt.

Interaktion von L-Dopa mit Vitaminen. Parkinson-Patienten sollten bei der Einnahme von Multivitaminpräparaten zurückhaltend sein, da gerade Vitamin B_6 den Abbau von L-Dopa in der Peripherie beschleunigen kann und so ein relativer Wirkverlust des L-Dopa denkbar ist.

Ergänzende alternative Behandlungsmethoden. Für solche nicht schulmedizinische Behandlungsmöglichkeiten kommt zum einen die *Homöopathie* in Frage, ferner *indische ganzheitliche Heilmethoden* wie Ayurveda, deren Ansatz auf einer Stärkung der Selbstheilungskräfte ruht. Einen weiteren Ansatzpunkt bietet die *traditionelle chinesische Medizin* mit Akupunktur oder Körperübungen wie Qi-Gong. Diesen therapeutischen Ansätzen liegt im wesentlichen eine Harmonisierung des Lebensablaufes zugrunde. Eine Förderung dieser Harmonisierung wird ermöglicht durch die Ernährung, Körperpflege und Körperübungen, durch Entspannungsverfahren (Yoga, Heileurythmie, Meditation, Aroma- und Farbtherapie), aber auch durch Beeinflussung des Tagesablaufs und die individuelle Ausgestaltung der Umwelt. Die positiven Ergebnisse dieser Heilmethoden gehen zurück auf die ganzheitliche positive Beeinflussung der Psyche, wobei hier insbesondere eine spezifische Einstellung des Patienten zum Kranksein und zum Umgang mit der Erkrankung eine ganz zentrale Bedeutung hat. Das heißt, der einzelne Patient sollte in Absprache mit seinem Arzt und Therapeuten herausfinden, in welchem Ausmaß und Umfang er von solchen alternativen Möglichkeiten neben der laufenden traditionellen Behandlung zusätzlich profitiert.

1959 wurde erstmals von G. H. From in Amerika über positive Effekte der Elektrokrampfbehandlung bei Parkinson-Patienten

berichtet, wobei eine deutliche Besserung nach 5 – 6 Behandlungs-
sitzungen in bezug auf Rigor, Bradykinese und Bradyphrenie
beschrieben wurde. Der positive Effekt hielt ohne zusätzliche Medikation etwa 2 – 3 Monate an. Bis in die 80er Jahre wurde die Ef-
fektivität der Elektrokrampfbehandlung bei Parkinson-Patienten
auch in einer Reihe von kleineren, kontrollierten Untersuchungen
nachgewiesen, insbesondere auch bei Patienten, die zusätzlich an
einer depressiven Symptomatik litten, so daß auch hier neben der
motorischen Situation die affektive und teilweise psychotische
Symptomatik gebessert werden konnte. Der Wirkmechanismus
der Elektrokrampfbehandlung bei Parkinson-Patienten ist unklar.
Diskutiert wird eine Beeinflussung der verschiedenen Rezeptor-
und Transmittersysteme, aber vor allem eine Aktivierung des dopaminergen Systems. Derzeit wird die Elektrokrampfbehandlung
bei Parkinson-Patienten aufgrund der guten pharmakologischen
Möglichkeiten auch in den USA nur noch im Einzelfall bei gravie-
renden Wirkverlusten (akinetische Krise, nicht beherrschbare
Fluktuationen) oder ausgeprägten Nebenwirkungen (Psychosen)
der Antiparkinson-Medikamente angewandt. In Europa liegen
keinerlei Daten über die Elektrokrampfbehandlung bei Parkinson-
Patienten vor.

VII. Hinweise für Patienten
und ihre Angehörigen

Einstufung nach dem Schwerbehindertengesetz. Die Einstufung
nach dem Schwerbehindertengesetz wird von den Versorgungsäm-
tern durchgeführt. Als schwerbehindert gelten Personen, die einen
Grad der Behinderung (Gdb) von mindestens 50 % aufweisen. Für
Parkinson-Patienten ergeben sich folgende Anhaltswerte:
- Mit einem Gdb von 30 – 40 von 100 wird bewertet: die ein-
  oder beidseitige geringe Störung der Bewegungsabläufe, ohne
  Gleichgewichtsstörungen und mit nur geringer Verlangsamung.

- Mit einem Gdb von 50–70 von 100: deutliche Störung der Bewegungsabläufe, Gleichgewichtsstörungen, Unsicherheit beim Umdrehen, stärkere Verlangsamung.
- Mit einem Gdb von 80–100 von 100: schwere Störung der Bewegungsabläufe bis hin zu Immobilität.

Zu dieser Bewertung der Bewegungsabläufe kann die Beurteilung von Störungen der vegetativen Begleitsymptomatik oder von psychischen Auffälligkeiten addiert werden.

Der Schwerbehindertenausweis kann zusätzlich durch eine Reihe von Merkzeichen ergänzt werden (z. B. Merkzeichen H = hilflos, G = Gehbehinderung, Merkzeichen aG = außergewöhnliche Behinderung).

Pflegeversicherung. Seit dem 1. Januar 1995 ist die Pflegeversicherung in Kraft. Die Leistungen können sowohl bei häuslicher als auch bei stationärer Pflege beantragt werden: Der medizinische Dienst der Krankenversicherung (MDK) prüft, inwieweit die Voraussetzungen der Pflegebedürftigkeit erfüllt sind und welche Stufe der Pflegebedürftigkeit vorliegt. Diese Prüfung erfolgt im Rahmen einer Untersuchung in der häuslichen Umgebung, in der festgestellt wird, welche personellen Hilfen und Hilfsmittel erforderlich sind. Die Hilfsbedürftigkeit umfaßt die Bereiche Bewegungsfähigkeit, Hygiene, Ernährung und Verständigung mit der Umwelt. Es sind 3 Pflegestufen festgelegt:

- *Pflegestufe 1* (erheblich pflegebedürftig): Patienten, die bei der Grundpflege (z. B. Körperpflege oder Nahrungsaufnahme) unter hauswirtschaftlicher Versorgung täglich Unterstützung für mindestens $1\frac{1}{2}$ Std. benötigen, wobei für die Grundpflege ein Bedarf von mehr als 45 Min. erforderlich ist.
- *Pflegestufe 2* (schwer pflegebedürftig): Patienten, die für die Grundpflege und die häusliche Versorgung Unterstützung für mindestens 3 Std./Tag benötigen, wobei die Grundpflege allein mindestens 2 Std. Zeit erfordert.
- *Pflegestufe 3* (schwerst pflegebedürftig): Patienten, die Hilfestellung für die Grundpflege und die häusliche Versorgung für mindestens 5 Std. pro Tag benötigen, wovon allein für die Grundpflege mindestens 2 Std. aufzuwenden sind.

Die betroffenen Patienten können entweder eine entsprechende Sachleistung durch ambulante Pflegedienste (Sozialstation, private Pflegedienste) in Anspruch nehmen oder Pflegegeld beanspruchen, mit dem sie eine entsprechende Pflegeperson ihrer Wahl honorieren können.

VIII. Hinweise zur Selbsthilfegruppe

Deutsche Parkinson-Vereinigung – Bundesverband
Moselstr. 31
41464 Neuss
Tel.: 02131-410167; Fax: 02131-45445;
Fax-Abruf: «dPV aktuell»: 01805-727 546;
e-mail: parkinsonv@aol.com
1. Vorsitzender: Dr. W. Götz

Die Deutsche Parkinson-Vereinigung hat seit 1981 unter dem Schlagwort «Hilfe zur Selbsthilfe» ein umfassendes Netz von Selbsthilfegruppen in ganz Deutschland aufgebaut; die Basisarbeit wird von über 400 Regionalgruppen und Kontaktstellen geleistet. In diesen Gruppen findet ein regelmäßiger Erfahrungsaustausch zu allen Aspekten der Erkrankung, insbesondere zur medikamentösen Therapie, zur Krankengymnastik, aber auch zu sozialen und kulturellen Ereignissen statt.

Ein ärztlicher und psychologischer Beirat stehen den Mitgliedern für gezielte spezifische Fragestellungen zur Verfügung.

Auch das Internet bietet die Möglichkeit, sich zu informieren unter der Adresse: www.kompetenznetz-parkinson.de.

WEBSTER-Rating-Scale

Zehn Symptomkomplexe werden je nach Ausprägung mit 0 bis 3 Punkten bewertet. Die Summe der Punktwerte ergibt die Einstufung der Parkinson-Symptomatik (siehe S. 49):

I. Bradykinese der Hände inklusive Schreiben
0   Keine Beeinträchtigung.
1   Angedeutete Verlangsamung der Supination-Pronation-Rate, beginnende Schwierigkeiten beim Arbeiten mit Werkzeugen, Knöpfeschließen und Schreiben.
2   Mäßige Verlangsamung der Supination-Pronation-Rate auf einer oder beiden Seiten, mäßige Beeinträchtigung der Handfunktion, Schreiben stark beeinträchtigt. Mikrographie vorhanden.
3   Schwere Verlangsamung der Supination-Pronation-Rate. Unfähig zu schreiben oder Kleider zuzuknöpfen. Deutliche Schwierigkeiten bei der Benützung von Gegenständen.

II. Rigidität
0   Keine.
1   Angedeutete Rigidität im Nacken und in den Schultern. Aktivitätsphänomen vorhanden. Ein oder beide Arme zeigen leichte, bleibende Rigidität.
2   Mäßige Rigidität in Nacken und Schultern. Bleibende Rigidität, wenn der Patient nicht unter Medikation steht.
3   Schwere Rigidität in Nacken und Schultern. Rigidität bleibt trotz medikamentöser Therapie.

III. Haltung
0   Normale Haltung, Kopf weniger als 10 cm nach vorne flektiert.
1   Beginnende «Poker-Spine». Kopf nach vorne gebeugt bis zu 12,5 cm.
2   Beginnende Armflexion. Kopf bis zu 15 cm nach vorne gebeugt. Ein oder beide Arme angewinkelt, aber noch unter der Hüfte.
3   Beginnende Simian-Haltung. Kopf mehr als 15 cm nach vorne gebeugt. Eine oder beide Hände über die Hüfte gehoben. Scharfe Flexion der Hand mit beginnender interphalangealer Extension. Beginnende Flexion der Knie.

IV. Mitschwingen der oberen Extremitäten
- 0 Beide Arme werden gut mitgeschwungen.
- 1 Ein Arm schwingt vermindert mit.
- 2 Ein Arm schwingt nicht mit.
- 3 Beide Arme schwingen nicht mit.

V. Gang
- 0 Gutes Gehen mit 45 – 105-cm-Schritten. Umdrehen mühelos.
- 1 Beim Gehen Schritte auf 30 – 45 cm verkürzt. Beginn, mit den Fersen aufzuschlagen. Langsames Umdrehen. Benötigt mehr Schritte.
- 2 Schritte mäßig verkürzt, jetzt auf 15 – 30 cm. Beide Fersen beginnen auf dem Boden kräftig aufzuschlagen.
- 3 Beginn von schlurfenden Schritten. Schrittlänge weniger als 7,5 cm. Gelegentlich «Stotter-Schritte» oder blockierter Gang. Geht auf den Zehenspitzen. Umdrehen sehr langsam.

VI. Tremor
- 0 Kein Tremor.
- 1 Weniger als 2,5 cm «peak-to-peak»-Tremor an den Gliedmaßen oder am Kopf oder an der Hand beim Finger-Nase-Versuch.
- 2 Maximale Tremoramplitude, geht nicht über 10 cm hinaus. Tremor ist schwer, aber nicht konstant. Patient bewahrt eine gewisse Kontrolle über seine Hände.
- 3 Tremorausmaß überschreitet 10 cm. Tremor ist konstant und schwer. Patient kommt nicht von seinem Tremor frei, solange er wach ist. Schreiben und selbständig essen sind unmöglich.

VII. Facies
- 0 Normal, lebhafte Mimik, keine Starre.
- 1 Angedeutete Immobilität. Mund bleibt geschlossen. Beginnende Anzeichen von Angst oder Depression.
- 2 Mäßige Immobilität. Emotionen brechen erst bei einer merklich erhöhten Schwelle durch. Lippen stehen zeitweise offen. Mäßige Anzeichen von Angst und Depression. Speichelfluß kann vorhanden sein.
- 3 «Gefrorenes» Gesicht («frozen facies»). Mund 0,6 cm oder mehr offen. Eventuell schwerer Speichelfluß.

VIII. Seborrhoe
- 0 Keine.
- 1 Vermehrte Perspiration, Sekretion bleibt dünn.
- 2 Deutliche ölige Haut vorhanden. Sekretion ist viel dicker.
- 3 Deutliche Seborrhoe. Ganzes Gesicht und Kopf bedeckt von dickem Sekret.

IX. Sprache

0 Klar, laut, mit Resonanz, leicht verständlich.

1 Beginnende Heiserkeit mit Verminderung der Modulation und Resonanz. Gutes Stimmvolumen und noch leicht zu verstehen.

2 Mäßige Heiserkeit und Dysphonie. Konstant monotone, unvariierte Tonhöhe. Beginnende Dysarthrie. Zögernde und stotternde Sprechweise, schwierig zu verstehen.

3 Deutliche Rauheit und Schwächlichkeit beim Sprechen.

X. Selbständigkeit

0 Keine Beeinträchtigung.

1 Noch praktisch vollständige Selbständigkeit, aber in gewissem Maße beim Ankleiden behindert.

2 Benötigt Hilfe bei manchen kritischen Belangen, z. B. beim Sich-ins-Bett-Legen, beim Aufstehen vom Stuhl usw. Sehr lange Anlaufzeit. Bringt einiges zuwege, braucht aber sehr viel Zeit.

3 Dauernd behindert. Unfähig, sich anzukleiden, selbst Nahrung zu sich zu nehmen oder allein zu gehen.

Ausschnitt aus den Aktivitäten des täglichen Lebens nach Schwab und England

100 % Völlige Selbständigkeit. Fähigkeit, alle täglichen Verrichtungen ohne Verlangsamung, Schwierigkeiten oder Behinderung auszuführen. Empfindet keine Schwierigkeiten.

60 % Gewisse Hilfsbedürftigkeit. Patient kann die meisten täglichen Verrichtungen erledigen, jedoch äußerst langsam und unter großen Mühen; Fehler treten auf; einige Tätigkeiten können nicht ausgeführt werden.

40 % Starke Hilfsbedürftigkeit. Patient kann bei den meisten täglichen Verrichtungen helfen, kann jedoch nur wenige selbständig ausführen.

10 % Völlige Abhängigkeit und Hilflosigkeit. Völlige Invalidität.

0 % Bettlägerigkeit. Vegetative Funktionen wie Schlucken, Blasen- und Stuhlentleerungen sind gestört.

Zusammenfassung der Items
der Unified Parkinson's Disease Rating Scale (UPDRS)

I. Kognitive Funktionen, Verhalten, Stimmung
- Intellektuelle Beeinträchtigung
- Denkstörungen
- Depression
- Motivation/Initiative

II. Aktivitäten des täglichen Lebens
- Sprache
- Salivation
- Schlucken
- Handschrift
- Umgang mit Eßbesteck
- An- und Auskleiden
- Körperpflege
- Selbständiges Drehen im Bett und Richten der Kissen
- Hinstürzen (nicht während der Patient im «Freezing»-Zustand ist)
- Erstarren («Freezing») während des Laufens
- Gehen
- Tremor
- Sensible Mißempfindungen beim Parkinson-Syndrom

III. Untersuchung der Motorik
- Sprache
- Gesichtsausdruck
- Ruhetremor Gesicht
- Ruhetremor Hände
- Ruhetremor Füße
- Bewegungs- und Haltetremor der Hände
- Rigidität Nacken
- Rigidität obere Extremitäten
- Rigidität untere Extremitäten
- Finger-Taps
- Handbewegungen
- Schnelle alternierende Bewegungen der Hände
- Beinbeweglichkeit
- Vom Stuhl aufstehen
- Haltung

– Gangbild
– Standfestigkeit
– Körper-Bradykinese und -Hypokinese

IV. Komplikationen während der Therapie (in der vergangenen Woche)
  – Dyskinesien
  – Dauer
  – Klinische Beeinträchtigung
  – Schmerzhafte Dyskinesien
  – Early-Morning-Dystonie

  – Klinische Fluktuationen
  – in zeitlichem Zusammenhang mit der Medikamenteneinnahme
  – unabhängig von der Medikamenteneinnahme
  – Plötzliche Off-Phasen
  – Durchschnittlicher Anteil der Off-Phasen im Laufe des Tages

  – Andere Komplikationen
  – Anorexie, Brechreiz oder Erbrechen
  – Schlafstörungen
  – Symptomatische Orthostase

Glossar

Agnosie: Nichterkennen von Sinnesreizen
Akinese: Hemmung des Bewegungsstarts
Aktionstremor: Tremor bei einer Bewegungsfolge
Antecollis: Kopfneigung nach vorne
Aphasie: Sprachstörung
Apraxie: Störungen im Handlungsablauf
ataktische Gangstörung: breitbasig, unsicheres Gangbild
autonome Dysfunktion: Störungen des vegetativen Nervensystems
Basalganglien: verschiedene Hirnnervenkerne im Mittelhirn, hierzu
  gehören:
  -Putamen
  -Corpus striatum
  -Nucleus caudatus
  -Schalenkörper
  -Streifenkörper
  -Schweifkern
Bradykinese: Bewegungsverlangsamung
Bradyphrenie: Verlangsamung aller Denkabläufe
coeanaesthetische Halluzinationen: körperbezogene Wahrnehmungs-
  störungen
Dyskinesien: unwillkürliche Bewegungsabläufe (Überschußbewegungen)
Dysphorie: Reizbarkeit
Dystonie: anhaltende Muskelverkrampfung
Encephalitis: Gehirnentzündung
excitatorisch: stimulierend
Fluktuationen: Schwankungen der Beweglichkeit
Glutamat: erregender Überträgerstoff
Halluzinationen: Wahrnehmungsstörungen
Hyperhidrosis: vermehrte Schweißsekretion
Hypersalivation: vermehrter Speichelfluß
Hypokinese: verminderte Bewegungsamplituden und Spontanbewegungen
Hypomimie: Gesichtsstarre
Hyposmie: vermindertes Riechvermögen
Hypotonie: niedriger Blutdruck
idiopathisch: ohne erkennbare Ursache
Implantation: Einpflanzung
inhibitorisch: hemmend

Inzidenz: Neuerkrankungsrate
juvenil: jugendlich
Lateropulsionsneigung: Fallneigung zur Seite
Lewykörperchen: eosinophile Einschlußkörper in Nervenzellen
Liquor: Nervenwasser
Melanin: schwarzbrauner Farbstoff in der schwarzen Substanz
Meningeom: gutartiger Hirntumor
Mikrographie: kleine Schrift
Morbus: Krankheit
Mortalität: Sterblichkeitsrate
Neuron: Nervenzelle
Neuropeptide: spezifische Überträgerstoffe, die die eigentlichen Botenstoffe
  modulieren
Neurotransmitter: chemischer Botenstoff in Nervenzellen
neurotrophe Faktoren: Wachstumsfaktoren
Obstipation: Verstopfung
okulogyre Krisen: Blickkrämpfe
orthostatische Hypotonie: niedriger Blutdruck
Pallidum (Globus pallidus): Teil der Basalganglien mit hemmenden und
  erregenden Einflüssen
Parkinsonoid: medikamentös hervorgerufenes Parkinson-Syndrom
postencephalitisch: nach einer Entzündung entstanden
posturale Reflexe: gleichgewichtsregulierende Reflexe
posturale Störung: Haltungsinstabilität mit Fallneigung
Prävalenz: Krankheitshäufigkeit
Propulsionsneigung: Fallneigung nach vorne
Retropulsionsneigung: Fallneigung nach hinten
Rezeptor: Bindungsstelle für chemische Botenstoffe
Rigor: Muskelstarre, Muskelsteifigkeit
Seborrhoe: vermehrte Talgabsonderung
subcutan: unter die Haut
Substantia nigra: schwarze Substanz, im Mittelhirn gelegen, enthält mela-
  ninhaltige Nervenzellen
Synapse: Kontaktstelle zwischen Nervenzellen
Syndrom: mehrere Symptome oder Krankheitszeichen
Synkopen: Kollapszustände
Thalamus: Kerngebiet im Zwischenhirn, das die Bewegungsabläufe
  mit steuert
toxisch: giftig
Tracer: radioaktiver Marker
Tremor: Zittern
Vesikel: kleine Bläschen zur Speicherung von Stoffen
Wearing-off-Phänomene: Fluktuationen der Beweglichkeit

Präparateübersicht

Substanzgruppe	Int. Kurzbezeichnung	Deutschland	Beispiele für Handelsnamen in: Österreich	Schweiz
Anticholinergika	Benzatropinmesilat	Cogentinol	Cogentin	–
	Biperiden-HCl	Biperiden, Norakin N, Akineton, Akineton ret.	Akineton	Akineton
	Biperidenlactat	Akineton Inj. Lsg	Akineton Inj. Lsg	Akineton Inj. Lsg
	Bornaprin-HCl	Sormodren	Sormodren	–
	Metixen-HCl	Tremarit, Tremarit Bitabs	–	Tremaril
	Procyclidin-HCl	Osnervan	Kemadrin	Kemadrin
	Trihexyphenidyl-HCl	Artane, Artane ret.	Artane	Artane
NMDA-Antagonisten	Amantadin-HCl	Amantadin-ratiopharm, Symmetrel, Adekin, Amantadin-HCl-AZU	–	Symmetrel
	Amantadin-Sulfat	PK-Merz, Tregor, Amantadin-Sulfat-AZU	PK-Merz	PK-Merz
	Memantine	Akatinol	–	–
	Budipin	Parkinsan	–	–
Dopaminagonisten	Bromocriptin	Pravidel, Kirim	Parlodel	Parlodel
	Lisurid	Dopergin	Dopergin	Dopergin
	Alpha-D-Ergocriptin	Almirid, Cripar	–	Cripar
	Pergolid	Parkotil	Permax	–
	Cabergolin	Cabaseril	Cabaseril	Cabaser
	Apomorphin	Apomorphin	–	Apomorphin
	Ropinirol	Requip	Requip	Requip
	Pramipexol	Sifrol	Sifrol	Sifrol
L-Dopa-Präparate	L-Dopa/Benserazid	Madopar LT, Madopar, Madopar depot, PK-Levo, Levopar	Madopar	Madopar
	L-Dopa/Carbidopa	Nacom, Nacom ret., Isicom, Striaton	Sinemet	Sinemet
MAO-B-Hemmer	L-Deprenyl (Selegilin HCl)	Movergan, Antiparkin, Amindan, Deprenyl, Selegam	Cognitiv	Jumexal, Selecim
COMT-Hemmer	Tolcapon	Tasmar (nicht im Handel)	–	Tasmar
	Entacapon	Comtess	–	Comtan

Literaturverzeichnis

Birkmayer, W. u. Riederer, P.: Die Parkinson-Krankheit, Biochemie, Klinik, Therapie, Springer, Wien – New York, 2. Aufl. 1985

Conrad, B. u. Ceballos-Baumann, A. (Hrsg.): Bewegungsstörungen in der Neurologie, Georg Thieme Verlag, Stuttgart – New York 1996

Dodel, R., Haensch, C.-A., Kupsch, A., Müller, T., Pogarell, O. u. Thome, J.: Schering Lexikon Morbus Parkinson, Aesopus Verlag, Stuttgart 1997

Ellgring, H.: Psychologische Faktoren bei M. Parkinson, Ars medici 1995

Emmans, D. u. Fuchs, G. (Hrsg.): Morbus Parkinson und Psychologie, Vandenhoeck & Ruprecht, Göttingen 1997

Fleiner, A.: Gruppengymnastik bei M. Parkinson, unveröffentlichtes Manuskript 2001

Fries, W. u. Liebenstund, I.: Krankengymnastik beim Parkinson-Syndrom, Pflaunverlag, München 1992

Gerlach, M., Reichmann, H. u. Riederer, P.: Die Parkinson-Krankheit: Grundlagen, Klinik, Therapie, Springer, Wien – New York 2001

Gräff, C.: Konzentrative Bewegungstherapie in der Praxis, Hippokrates Verlag, Stuttgart 1989

Henneberg, A.: Parkinson, zu neuem Gleichgewicht finden, Herder Verlag, Freiburg 2000

Jost, W.: Therapie des idiopathischen Parkinson-Syndroms, UNI-MED, Bremen 2000

Kuhn, W. u. Müller, T.: Morbus Parkinson: medikamentöse Therapie, diagnostische und klinische Grundlagen, Georg Thieme Verlag, Stuttgart – New York 1998

Kupsch, A. u. Annecke, R.: Ärztlicher Ratgeber: Parkinson verstehen – behandeln – aktiv leben, Wort & Bild Verlag, Baierbrunn 1999

Lubowsky, G.: Bewegung, Sport und Spiel in der zweiten Lebenshälfte. Turnen und Sport, Heft 2/94 bis 9/96

Lubowsky, G.: Kann/Darf Therapie Spaß machen? Spielerisch therapieren, therapeutisch spielen, Begleitheft zu den 17. Further Fortbildungstagen, 1994

Ludin, H.-P.: Das Parkinson-Syndrom, W. Kohlhammer Verlag, Stuttgart – Berlin – Köln 2. Aufl. 1995

Müller, T.: Medikamentöse Therapie des Morbus Parkinson, UNI-MED, Bremen 1999

Parkinson, J.: Essay on the Shaking Palsy, Whittingham and Rowland, London 1817

Pies, N.J.: James Parkinson, Arzt, Apotheker, Paläontologe, Sozialreformer, Merz & Co. Frankfurt/Main 1988

Przuntek, H. u. Müller, T. (Hrsg.): Nichtmedikamentöse, adjuvante Therapie bei der Behandlung des Morbus Parkinson, Georg Thieme Verlag, Stuttgart – New York 1999

Przuntek, H. u. Müller, T. (Hrsg.): Adjuvante nicht-medikamentöse Therapieansätze bei Morbus Parkinson, Steinkopff Verlag, Darmstadt 2000

Reichmann, H.: Praxis der neurodegenerativen Erkrankungen, UNI-MED, Bremen 1999

Schneider, E.: Diagnostik und Therapie des Morbus Parkinson, Walter de Gruyter, Berlin – New York, 2. Aufl. 1997

Thümler, R.: Parkinson-Krankheit: Ein Leitfaden für Betroffene und Therapeuten, Springer, Berlin – Heidelberg – New York – Barcelona – Hongkong – London – Mailand – Paris – Singapur – Tokio 1999

Register